Kohlhammer

Gesundheit im Fokus

Herausgegeben vom Innovations-Inkubator der Leuphana
Universität Lüneburg

Die geplanten und bereits erschienenen Bände in der Übersicht:

Wulf Rössler
Holm Keller
Jörn Moock (Hrsg.)

Privatisierung im Gesundheitswesen

Chance oder Risiko?

Verlag W. Kohlhammer

1. Auflage 2015

Alle Rechte vorbehalten
© W. Kohlhammer GmbH, Stuttgart
Gesamtherstellung: W. Kohlhammer GmbH, Stuttgart

Print:
ISBN 978-3-17-024850-2

E-Book-Formate:
pdf: ISBN 978-3-17-024851-9
epub: ISBN 978-3-17-024852-6
mobi: ISBN 978-3-17-024853-3

Inhalt

Vorwort

Gesundheit im Fokus

Lüneburgs Innovations-Inkubator im Dialog mit Gesundheitsexperten

Der Innovations-Inkubator der Leuphana Universität Lüneburg hat zum Ziel, kleine und mittelständische Unternehmen im ehemaligen Regierungsbezirk Lüneburg in Niedersachsen zu stärken. Ein Themenschwerpunkt dabei ist die Gesundheitswirtschaft mit dem Ziel, neue, innovative Ansätze zur Versorgung von Menschen mit chronischen Erkrankungen zu entwickeln und zu evaluieren. Im Rahmen dieses Schwerpunkts wurde im Jahr 2011, auf Initiative des Vizepräsidenten der Leuphana Universität Lüneburg Holm Keller und des wissenschaftlichen Leiters des Gesundheitskompetenzzentrums Prof. Wulf Rössler, die Tagungsreihe »Gesundheit im Fokus – Lüneburgs Innovations-Inkubator im Dialog mit Gesundheitsexperten« ins Leben gerufen[1]. Ziel war die Schaffung einer Plattform, um mit regionalen und überregionalen Akteuren des Gesundheitssystems zu gesundheitsrelevanten Themen zu diskutieren. Dies fand großen Anklang und so stellten sich Experten aus Wissenschaft, Wirtschaft, öffentlichen Institutionen, aber auch aus Verbänden und anderen Interessensvertretungen einem breiten Plenum.

Das Leitthema »Privatisierung im Gesundheitswesen – Chance oder Risiko?« dieses ersten Bandes der Reihe »Gesundheit im Fokus« ist eine

---

1 Die in diesem Band enthaltenen Texte basieren auf den im Rahmen dieser Tagung in 2011 gehaltenen Vorträge.

kontrovers diskutierte Frage. Die Gesundheitssysteme der westlichen Industrienationen leiden häufig unter einer starken Fragmentierung ihres medizinischen Versorgungssystems. Die Ursachen hierfür sind vielfältig. Zu nennen sind insbesondere die zunehmende Spezialisierung in der Medizin, die starren Grenzen zwischen den verschiedenen Sektoren (ambulant, stationär, rehabilitativ) und die Dominanz kleiner Praxen in der ambulanten Versorgung. Der demografische Wandel verschärft die Situation zusätzlich. Darüber hinaus macht sich die Öffnung des europäischen Binnenmarktes für Dienstleistungen auch im Gesundheitsbereich bemerkbar und stetig wachsende Leistungserwartungen sind mit limitierten und teils sogar schwindenden Ressourcen nicht erfüllbar.

Vor diesem Hintergrund, dem demografischen Wandel und der damit einhergehenden Zunahme von Multimorbidität und chronischen Erkrankungen in der Versorgungspraxis, wird eine politische Debatte zur Zukunft des Gesundheitssystems geführt, die nach einer stärkeren Privatisierung verlangt. Diese Entwicklungen bringen Chancen, aber auch Risiken mit sich: Chancen durch eine zunehmende, positive Ausdifferenzierung von Versorgungsangeboten und eine damit einhergehende Verbesserung der Versorgungsqualität; Risiken, weil nur schwer abzuschätzen ist, inwieweit die mögliche Gewinnmaximierung für den einzelnen Leistungserbringer zu Lasten einer flächendeckenden und qualitativ hochwertigen Versorgung gehen wird.

Sind Innovationen im Gesundheitswesen nur durch Privatisierung möglich? Führen Privatisierungen dazu, dass ökonomisch nicht attraktive Aufgaben und Patienten auf der Strecke bleiben? Wird die Diskussion um Privatisierung primär durch die Verteilung von Pfründen getrieben?

Zu diesen drei, aus dem Leitthema resultierenden gesundheitspolitischen Kernthesen referierten und diskutierten die Teilnehmer der eintägigen Veranstaltung in Lüneburg, deren Inhalte sich in den Beiträgen des Konferenzbandes widerspiegeln. Über die Tagung hinaus soll dieser ein wichtiger Wegweiser in Gesundheitsthemen sein. Denn es werden nicht nur aktuelle und drängende Fragen der Gesundheitspolitik und -wirtschaft aus unterschiedlichen Perspektiven betrachtet, sondern auch Lösungswege aufgezeigt.

Ohne die vielfältige Unterstützung wäre ein solches Buchprojekt nicht umsetzbar gewesen. Unser besonderer Dank gilt den Referenten der Veranstaltung und den Autoren der Beiträge sowie den vielen Mitarbeiterinnen und Mitarbeitern im Innovations-Inkubator der Leuphana Universität Lüneburg, die wesentlich zum Gelingen beigetragen haben. Wir möchten uns aber auch ganz herzlich bei Herrn Dr. Ruprecht Poensgen und Herrn Dominik Rose bedanken, die seitens des Verlages das Projekt mit großer Professionalität und Geduld betreut haben.

Wulf Rössler
Holm Keller
Jörn Moock

1 Innovationen im Gesundheitswesen sind nur durch Privatisierung möglich? – Eine Antithese

Edmund A.M. Neugebauer

1.1 Medizinische Innovationen

Innovation heißt wörtlich »Neuerung« oder »Erneuerung«. Das Wort ist vom lateinischen Verb innovare (erneuern) abgeleitet. Im allgemeinen Sprachgebrauch wird der Begriff unspezifisch im Sinne von neuen Ideen und Erfindungen und für deren wirtschaftliche Umsetzung verwendet. Im engeren Sinne resultieren Innovationen erst dann aus Ideen, wenn diese in neue Produkte, Dienstleistungen oder Verfahren umgesetzt werden, die tatsächlich erfolgreiche Anwendung finden und den Markt durchdringen[1]. In einer Zeit des immer schnelleren medizinischen Fortschritts ist es Ziel, stets innovativ zu sein. Medizinische Innovationen versprechen technischen Fortschritt, versprechen Sicherheit, versprechen innovative Therapieansätze, die besser sind als »konventionelle« Methoden. Sie versprechen Arbeitsplätze und Innovationsfreudigkeit am Wirtschaftsstandort Deutschland. Innovation ist ein nicht geschützter Begriff. Innovation steht gleichermaßen für neue Produkte wie auch für den Prozess der Herstellung und die Verbreitung neuer Produkte oder Prozeduren. Dabei ist längst nicht alles, was unter Innovation vermarktet wird, auch eine echte Innovation, und nicht jede Innovation im Gesundheitswesen ist tatsächlich nützlich für den Patienten. Beispiele für chirurgische Innovationen sind eine neue Prozedur (z.B. laparoskopische Gallenblasenentfernung), eine signifikante Modifikation eines Standardverfahrens, eine neue Applikation

---

1 http://de.wikipedia.org/wiki/Innovation

oder eine neue Indikation für eine etablierte Technik oder eine alternative Kombination einer etablierten Technik mit einem anderen therapeutischen Verfahren, welches neu entwickelt und erstmals angewendet wurde[2].

Grundsätze für medizinische Innovationen sind:

- alle gesetzlich Versicherten sollen gleichermaßen vom medizinischen Fortschritt profitieren;
- medizinische Innovationen sollen so schnell und so sicher wie möglich allen Versicherten zur Verfügung stehen;
- es sollen keine Leistungen rationiert werden.

Voraussetzung ist: Der patientenrelevante Nutzen der Innovation(en) muss evidenzbasiert belegt sein.

Bisher galt für die Einführung von Innovationen im Bereich der Medizinprodukte im deutschen Gesundheitswesen folgende Regelung:

Im Krankenhausbereich konnten neue Untersuchungs- und Behandlungsmethoden (Innovationen) eingeführt und finanziert werden, ohne dass vorher eine Anerkennung der Methode durch den Gemeinsamen Bundesausschuss (G-BA) erforderlich war (Erlaubnis mit Verbotsvorbehalt nach § 137c SGB V: stationärer Sektor). Bevor Nutzen und Risiken abgeschätzt waren, wurden sie bereits in der stationären Versorgung außerhalb klinischer Studien angewendet und bezahlt. Hierdurch kann das Patientenwohl gefährdet sein! Im ambulanten Sektor fand eine Prüfung durch den G-BA auf Antrag vor Einführung der Methode in die vertragsärztliche Versorgung statt (Verbot mit Erlaubnisvorbehalt nach § 135 Abs. 1 SGB V).

Im neuen GKV-Versorgungsstrukturgesetz (GKV-VSG, Gesetz zur Verbesserung der Versorgungsstrukturen in der gesetzlichen Kranken-

---

2 Neugebauer EAM, Becker M, Buess GF, Cuschieri A, Dauben HP, Fingerhut A, Fuchs KH, Habermal B, Lantsberg L, Morino M, Reiter-Theil S, Soskuty G, Wayand W, Welsch T on behalf of the EAES recommendations on methodology of innovation management in endoscopic surgery. EAES Surgical Endoscopy (2010) 24: 1594–1615 DOI 10.1007/s00464-009-0818-3.

versicherung, gültig seit Jan. 2012) legt der Gemeinsame Bundesausschuss die Anforderungen an die Durchführung, die wissenschaftliche Begleitung und die Auswertung der Erprobung fest. Der Gemeinsame Bundesausschuss kann insbesondere Eckpunkte für die Studiendurchführung (u. a. zu Patientenpopulation, Vergleichstherapie, Endpunkten, Beobachtungszeitraum) festlegen. Hierbei hat er insbesondere sicherzustellen, dass sich die methodischen Anforderungen an die Studiendurchführung unter Berücksichtigung der Versorgungsrealität als hinreichend praktikabel erweisen.

1.2 Klinische Bewertung und klinische Prüfung von Innovationen

Durch die klinische Bewertung muss belegt werden, dass die grundlegenden Anforderungen (§ 7 Medizinproduktegesetz) erfüllt sind. Der Hersteller muss nun den Nachweis erbringen, dass das Medizinprodukt die Anforderungen bei normalen Einsatzbedingungen erfüllt und er muss unerwünschte Nebenwirkungen und die Annehmbarkeit des Nutzen/Risiko-Verhältnisses beurteilen. Eine klinische Prüfung eines Medizinprodukts ist dann durchzuführen, wenn für die klinische Bewertung des betreffenden Medizinprodukts klinische Daten fehlen, die nicht durch Literaturrecherche, Erhebung klinischer Daten von äquivalenten Medizinprodukten oder klinischen Daten aus sonstigen klinischen Erfahrungen gewonnen werden konnten. Bezüglich der Umsetzung fand 2012 in Deutschland ein nationaler Strategieprozess »Innovationen in der Medizintechnik« statt (Initiatoren: Bundesministerium für Bildung und Forschung (BMBF) gemeinsam mit dem Bundesministerium für Wirtschaft und Technologie (BMWi) und dem Bundesministerium für Gesundheit (BMG)), der im November 2012 abgeschlossen wurde.

Grundsätzlich müssen Medizinprodukte ein CE-Kennzeichen tragen, um im Europäischen Wirtschaftsraum erstmalig in den Verkehr gebracht werden zu können. Das CE-gekennzeichnete Medizinprodukt muss die grundlegenden Anforderungen des Medizinprodukterechts an Sicherheit, Leistungsfähigkeit und gesundheitlicher Unbedenklichkeit erfüllen und dies muss im Rahmen der Konformitätsbewertung schriftlich dokumentiert werden. Medizinprodukte, die der Richtlinie 93/42/ EWG unterliegen, werden in die vier (Risiko)-Klassen I, IIa, IIb und III eingeteilt.

Mein Vorschlag zur Bewertung von Medizinprodukten der Klassen II b und III ist nachfolgend ausgeführt und bezieht sich vorwiegend auf chirurgische Innovationen. Die Kernaussage ist: »No surgical innovation without evaluation: the IDEAL recommendations«.[3] In einer eigenen Arbeit werden die Grundprinzipien der IDEAL recommendations für das Innovationsmanagement im Bereich der endoskopischen Chirurgie aufgegriffen[4]. Hieraus ergeben sich für die Einführung und Bewertung von Innovationen vier Schritte: 1. Sicherheit und Machbarkeit (Schritt 1 und 2a), 2. Lernen und Bewerten (Schritt 2b und 3) und die Evaluation der Langzeitergebnisse (Schritt 4). Nachfolgend sind die Schritte und die anzuwendenden Methoden kurz ausgeführt.

Sicherheit und Machbarkeit

Schritt 1

Machbarkeit in wenigen selektierten Patienten

Methoden: Klare Beschreibung der selektierten Patienten mit Rationale, Ausführungen zu den Details des neuen Verfahrens, zu den Basisdaten,

3 McCulloch P, Altman DG, Campbell WB, Flum DR, Glasziou P, Marshall JC, Nicholl J for the Balliol Collaboration. No surgical innovation without evaluation: the IDEAL recommendations. www.thelancet.com Vol. 374 September 26, 2009.

4 Neugebauer EAM, Becker M, Buess GF, Cuschieri A, Dauben HP, Fingerhut A, Fuchs KH, Habermal B, Lantsberg L, Morino M, Reiter-Theil S, Soskuty G, Wayand W, Welsch T on behalf of the EAES recommendations on methodology of innovation management in endoscopic surgery. EAES Surgical Endoscopy (2010) 24: 1594–1615 DOI 10.1007/s00464-009-0818-3.

den Kriterien zur Patientensicherheit und den Ergebnissen gleichzeitiger Patienten mit dem bisherigen Standardverfahren, Ethikkommission einbeziehen!

Outcome: Machbarkeitsdaten und Sicherheit
• ausführliche strukturierte Fallberichte

Schritt 2a

Weiterentwicklung Technik
Technisch ok in selektierten Patienten

Methoden: Kleines Team beherrscht neues Verfahren, keine großen Veränderungen mehr erwartbar, Verfahren ist praktikable Alternative zum Standardverfahren, Vergleich mit Standardverfahren noch informal.
Outcome: Verbesserungen in Prozess- und Patientensicherheitsdaten
• Fallserien (deskriptiv)

Lernen und Bewerten

Schritt 2b

Initialer informeller Vergleich mit Standardverfahren, neues Verfahren vergleichbar mit Standard in Prozess- und Kurzzeitoutcome

---

Methoden: Erweiterung der Einschlusskriterien, Erweiterung der Anwender/nur Zentren, Patientenzahl, Sicherstellung von Struktur und Organisation für Forschung, informeller Vergleich.
Outcome: Patientensicherheit und Kurzzeit-Outcome im Vergleich mit Standardverfahren, kontinuierliche Evaluation, Berücksichtigung von Lernkurveneffekten!
• prospektive Datenbank, Pilotstudie zur Machbarkeit

Schritt 3

Evaluation der neuen Technik im Vergleich mit Standard üblicherweise mit RCT mit selektierten Patienten

---

Methoden: Klare Definition der Indikation, Sicherstellung der Qualifikation der Anwender inkl. des Standardverfahrens (Trainingskonzept muss mit Entwickler erarbeitet werden), vollständige Info über Ausschlusspatienten.

Outcome: Patientennutzen (PROs), cost-effectiveness

- prospektive kontrollierte klinische Vergleichsstudie gegenüber adäquatem Standardverfahren am besten als RCT

Da randomisierte kontrollierte Studien (RCTs) nicht notwendigerweise immer die beste Form der Evaluation darstellen[5] und diese auch nicht immer machbar sind, kommt der Rolle von prospektiven Beobachtungsstudien und Registern eine zunehmende Bedeutung zu, um die Evidence-Lücke zu füllen[6]. Eine aus meiner Sicht echte Alternative ist die Kombination randomisierter und nicht-randomisierter Designs (registry-embedded RCTs) in großen Indikationsgebieten medizinischer Innovationen (Kardiologie, Orthopädie etc.). Aus der Kombination von Registern mit RCTs ergibt sich eine Vielzahl von Vorteilen (Mehrgewinn), um den Patientennutzen frühzeitig zu überprüfen:

- Integration einer/mehrerer RCTs in ein Register schafft Daten zur Wirkung einer Innovation UND zur Wirksamkeit (Nutzen/Anwendbarkeit) im Versorgungsalltag;

---

5 Ned S. Abraham, Christopher J. Byrne, Jane M. Young, Michael J. Solomon Meta-analysis of well–designed non-randomized comparative studies of surgical procedures is as good as randomized controlled trials. J Clin Epidemiol. 2010 Mar; 63(3):238–45. Epub 2009 Aug 27.
6 Dreyer NA, Garner S. Registries for robust Evidence. JAMA 302(7) 790–791 (2009).

- Repräsentativität der RCT-Population kann überprüft werden;
- gescreente, aber nicht eingeschlossene Patienten können parallel im Register erfasst werden;
- der Mehraufwand wird durch optimierten Erkenntnisgewinn gerechtfertigt;
- Register decken eine breite Population mit einer Vielzahl an Fragestellungen ab, die deskriptiv und statistisch durch Gruppenvergleiche beantwortbar sind;
- Register bilden eine gute Ausgangsbasis zur Planung einer RCT und sind geeignet, die Notwendigkeit ggf. weiterer RCTs zu rechtfertigen.

In diesem Zusammenhang ist es entscheidend, dass Register eine hohe Qualität aufweisen. Hierzu hat das Deutsche Netzwerk Versorgungsforschung e. V. (www.dnvf.de) für Deutschland ein Methodenmemorandum verfasst, in dem die Qualitätskriterien für eine gute Registerpraxis niedergelegt sind[7]. Der Stellenwert von Registern liegt neben dem o. g. Einsatzgebiet in besonderer Weise in der Evaluation der Langzeitergebnisse.

Langzeitergebnisse

Schritt 4

Monitoring zur Evaluation des Langzeit-Outcomes, nationale(s) Audit/Datenbank

---

Methoden: Die breite klinische Einführung nach Prüfung der Efficacy sollte durch einen strukturierten systematischen Monitoringprozess begleitet werden.

---

7 Müller D, Augustin M, Banik N, Baumann W, Bestehorn K, Kieschke J, Lefering R, Maier B, Mathis S, Rustenbach SJ, Sauerland S, Semler SC, Stausberg J, Sturm H, Unger C, Neugebauer EAM. Memorandum Register für die Versorgungsforschung. Gesundheitswesen 2010, 72: 824–839.

Outcome: Risiken, seltene Ereignisse, Veränderungen der Technik, Daten zur effectiveness

• prospektives Register, ggf. weitere RCTs, systematisches Review (Metaanalyse) HTA-Bericht

Weitere Ausführungen siehe zitierte Literatur (Dreyer et al., 2009; McCulloch et al., 2009).

1.3 Schlussfolgerungen

Im Mittelpunkt von medizinischen Innovationen muss der nachgewiesene Patientennutzen stehen. Für die Einführung und die schrittweise Evaluation von Innovationen eignet sich am besten die Kombination von Innovator und Wissenschaft. Die Privatisierung sollte darauf keinen Einfluss haben. Pseudoinnovationen sind ein Risiko für den privaten Träger.

Literatur

Abraham NS, Byrne CJ, Young JM, Solomon MS, Meta-analysis of well-designed non-randomized comparative studies of surgical procedures is as good as randomized controlled trials. J Clin Epidemiol. 2010 Mar; 63(3): 238–45. Epub 2009 Aug 27.

Dreyer NA, Garner S. Registries for robust Evidence. JAMA 302(7) 790–791 (2009).

McCulloch P, Altman DG, Campbell WB, Flum DR, Glasziou P, Marshall JC, Nicholl J for the Balliol Collaboration. No surgical innovation without evaluation: the IDEAL recommendations. www.thelancet.com Vol. 374 September 26, 2009.

Müller D, Augustin M, Banik N, Baumann W, Bestehorn K, Kieschke J, Lefering R, Maier B, Mathis S, Rustenbach SJ, Sauerland S, Semler SC, Stausberg J, Sturm H, Unger C, Neugebauer EAM. Memorandum Register für die Versorgungsforschung. Gesundheitswesen 2010, 72: 824–839.

Neugebauer EAM, Becker M, Buess GF, Cuschieri A, Dauben HP, Fingerhut A, Fuchs KH, Habermal B, Lantsberg L, Morino M, Reiter-Theil S, Soskuty G, Wayand W, Welsch T on behalf of the EAES recommendations on methodology of innovation management in endoscopic surgery. EAES Surgical Endoscopy (2010) 24: 1594–1615 DOI 10.1007/s00464-009-0818-3.

2 Die Privatisierung öffentlicher Psychiatrischer Krankenhäuser spart Geld zum Nutzen der Patienten

Axel Paeger

2.1 Entwicklung und Funktion der Trägerpluralität

Der deutsche Krankenhausmarkt kennt auf Leistungserbringerseite drei Trägerschaften: die öffentliche (»public«), die freigemeinnützige (meistens konfessionelle; »non-profit«) und die private (»for-profit«). Dabei kommt es seit Mitte der neunziger Jahre zu einer kontinuierlichen Verschiebung vom öffentlichen zum privaten Sektor, während der freigemeinnützige Sektor weitgehend konstant bleibt. Freilich kommt es auch innerhalb des freigemeinnützigen Sektors zu erheblichen Verschiebungen in der Trägerschaft: kirchliche Träger veräußern sich Krankenhäuser und andere Einrichtungen innerhalb der Konfession, und es finden kräftige Fusionsbewegungen – ebenfalls innerhalb der Konfessionen – statt.

Innerhalb des öffentlichen Sektors sind die Träger der somatischen Versorgungskrankenhäuser in der Regel die Kommunen, dabei handelt es sich zumeist um Landkreise. Träger der psychiatrischen Versorgung sind hingegen die Länder bzw. deren hierzu designierte Untergliederungen (Bezirke, Landschaftsverbände). Ausnahmsweise ist die Universitätsmedizin stets beim Land angesiedelt, gleich ob somatische oder psychiatrische Medizin.

Private Träger, die mittlerweile knapp 20 Prozent der stationären Versorger übernommen haben, sind zurzeit die zwar am stärksten wachsende, aber noch die nur drittgrößte Trägergruppe. Bis in die 1990er Jahre unterhielten die Privaten Träger vor allem Spezialkliniken und kleine Häuser, welche nicht oder nicht im vollen Umfang an der Vollversorgung inklusive der Notfallversorgung der Bevölkerung teilnahmen. Dies rechtfertigte zumindest teilweise den Vorwurf der »Rosinenpickerei«. Doch während der vergangenen zehn Jahre kehrte sich dies um. Die Mehrheit der privat getragenen Häuser nimmt längst die Voll- und Notfallversorgung wahr.

Die schweizerische AMEOS Gruppe wurde 2002 gegründet und zählt seither zu den am stärksten wachsenden Krankenhausunternehmen. Sie betreibt in Deutschland und Österreich ausschließlich Krankenhäuser, die im Krankenhausplan gelistet sind, über Versorgungsverträge mit den Gesetzlichen Krankenkassen (GKV) verfügen und eine Vollversorgung, insbesondere auch Notfallversorgung, gewährleisten. Mancherorts stellt AMEOS das größte Krankenhaus im Landkreis, dem ein oder zwei kleinere öffentliche Krankenhäuser jene Patienten zuweisen, die sie wegen der Komplexität der Erkrankung nicht selbst versorgen können. Der landläufig verbreitete Glaube, die schweren Fälle würden am Ende immer im öffentlichen Krankenhaus behandelt werden, stimmt heute bei Weitem nicht mehr.

Grundsätzlich sind alle Trägermodelle legitim und gleichwertig. Jede Form der Trägerschaft kann an sich erfolgreich sein. In der Praxis ist aber festzustellen, dass die Rahmenbedingungen in der privaten Trägerschaft meist vorteilhafter sind. So vertritt AMEOS in erster Linie das Unternehmensinteresse und damit die Patienten- und Mitarbeiterinteressen eines zur Gruppe gehörenden Klinikums. AMEOS hat beispielsweise bis heute noch nie betriebsbedingt gekündigt, sondern war selbst in Sanierungsfällen immer in der Lage, andere Arbeitsplätze am gleichen Standort anzubieten.

Dagegen nehmen öffentliche Träger häufig politischen Einfluss, der nicht im Unternehmensinteresse ist. Ein Beispiel ist der Maßregelvollzug im AMEOS Klinikum für Forensische Psychiatrie in Neustadt i. H. Nach der Übernahme stockte AMEOS die Zahl der Mitarbeitenden erheblich auf und setzte später zudem eine adäquate Vergütung von Seiten des Landes durch. Zu Zeiten der Landesträgerschaft dominierten hingegen die politischen Interessen der Haushaltspolitiker, die den Rotstift ansetzten und damit eine gutachterlich bestätigte Personalunterbesetzung in zweistelliger Höhe bewirkten. In anderen Fällen gehen die unternehmensfremden Interessen bis hin zu Individualinteressen, die eindeutig nicht mehr legitim sind.

Politischer Einfluss, der nicht im Unternehmensinteresse liegt, ist desto weniger der Fall, je größer der Vergleichsdruck durch die Nachbarschaft erfolgreicher privat geführter Häuser ist. Unter volkswirtschaftlichen wie auch unter versorgungspolitischen Gesichtspunkten ist eine möglichst ausgeprägte Trägerpluralität erwünscht; es gilt die »Drittel-Regel«. Diese besagt, dass bereits die Leistungserbringung von einem Drittel der Gesamtleistungen in einer Region durch Private zu sichtbaren Strukturveränderungen führt.

Hat AMEOS eines von drei Krankenhäusern in einer Region inne, zwei weitere Häuser sind nach wie vor öffentlich, so bestehen unstrittige Erfahrungswerte, dass es in den öffentlichen Häusern ebenfalls zu Strukturveränderungen und Effizienzsteigerungen kommt, wie es sie ohne diese geographische Konstellation nicht gegeben hätte. In solchen »marktgeteilten« Regionen konnten Politik und Gewerkschaft Veränderungen in den öffentlichen Krankenhäusern zulassen und vertreten, die ohne die gegebene Wettbewerbssituation zu AMEOS undenkbar gewesen wären.

Bis zum Jahr 2030 ist ein Anstieg des Marktanteils privater Träger auf etwa 30 Prozent voraussehbar. Langfristig ist ein weiterer Anstieg dieses Marktanteils auf bis zu 40 Prozent noch denkbar. Ein höherer Marktanteil ist wegen der Drittel-Regel eher unrealistisch. Spätestens bei einem Marktanteil der Privaten von 40 Prozent sind auch öffentliche Träger unter ausreichendem Effizienzdruck, auch in öffentlicher Trägerschaft erfolgreich zu sein, um nicht eine große Zahl an Arbeitsplätzen zu gefährden.

2.2 Der Weg von öffentlicher in private Trägerschaft

Die Ursachen für die Veräußerungen vom öffentlichen Sektor an den privaten Sektor sind vielfältig. Im öffentlichen – und teilweise auch im konfessionellen – Bereich fällt es schwer, Rahmenbedingungen zu etablieren, die ein selbständiges, auf das Unternehmensinteresse gerichtetes Handeln des Krankenhauses ermöglichen. Häufig fällt der öffentlichen Hand auch die Anwerbung qualifizierten Managementpersonals schwerer.

Bedingt durch den Kostendruck im Gesundheitswesen hat sich die Attraktivität eines Krankenhauses als Vorzeigeprojekt für Politiker deutlich verringert. Während noch vor 20 Jahren Landräte stolz neue Krankenhäuser eröffneten und sich auf die persönliche Erfolgsliste eintrugen, sind deren Nachfolger häufig froh, wenn sie mit den teils massiven Problemen eines Kreiskrankenhauses nicht mehr in Verbindung gebracht werden.

Gleichwohl liegt der konkrete Anlass eines Trägerwechsels (Privatisierung) meistens im haushaltspolitischen Bereich. Spaßhaft sagte ein süddeutscher Landrat einst, es gehe um »drei Dinge: Cash, Mammon und Kohle«. Öffentliche – teilweise auch freigemeinnützige – Träger können sich ein Krankenhaus entweder deshalb nicht mehr leisten, weil die jährlichen Verluste des Krankenhauses in Millionenhöhe den Haushalt der Gebietskörperschaft zu stark belasten. Oder es stehen aufgrund jahrelanger Versäumnisse Investitionen in deutlich zweistelliger Millionenhöhe aus, die die öffentliche Hand nicht mehr stemmen kann. Die Politik erklärt dann häufig, sie suche einen »Investor« oder einen »strategischen Partner«.

Bei der Suche dieses Partners wird dann in aller Regel bald klar, dass man eigentlich keinen reinen Investor, sondern einen kompetenten Träger und Betreiber sucht. Zu groß ist die Angst vor dem Misserfolg eines im Geschäft unerfahrenen »Investors« und den daraus abzuleitenden politischen Folgen. So ist am Markt zu beobachten, dass zu privatisierende Krankenhäuser der öffentlichen Hand praktisch nur an etablierte private Träger veräußert werden. Die Markteintrittshürden für Neueinsteiger sind (zu) hoch.

Die Gruppe der etablierten Träger ist klar umrissen, sie kann an einer Hand abgezählt werden. Das einzige Unternehmen, welches in den letzten zehn Jahren neu in die Gruppe der Etablierten aufrückte und heute zu den fünf Großen gehört, ist die schweizerische AMEOS Gruppe. Gleichzeitig haben in den letzten zehn Jahren etwa 30 branchenfremde Unternehmen wie Bauträger und Anlagefonds erfolglos versucht, neu im Markt der Krankenhausträgerschaft tätig zu werden.

Entschließt sich AMEOS, bei einer Krankenhausprivatisierung ein Angebot abzugeben, so liegt dem ein Business Case zugrunde, der die Erlöse, Personalkosten und Sachkosten eines Fünfjahreszeitraumes in die Zukunft entwirft. Eine Besonderheit bei AMEOS im Vergleich zu allen anderen Trägern ist, dass alle Gewinne stets vollständig reinvestiert werden.

Da die Erlöse im Wesentlichen planwirtschaftlich gedeckelt sind, kommt es darauf an, ob ausreichende Bedarfe vorhanden sind, um die Existenz des Krankenhauses zu rechtfertigen und zu sichern und die kostenträgerseitig möglichen Erlöse auch zu erzielen. Hier spielen Alleinstellungsmerkmale eine entscheidende Rolle. In hohem Maße erfüllt sind diese Anforderungen z.B. bei psychiatrischen Landeskrankenhäusern, wie sie AMEOS heute in allen norddeutschen Bundesländern betreibt.

Für die Erreichung von Personal- und Sachkostenzielen spielen die bestehenden und die zu erzielenden internen Strukturen des Krankenhauses die entscheidende Rolle. Hinzu kommen allfällig Synergieeffekte beim Erwerber. Im Krankenhausbereich sind viele Synergien nur durch räumliche Nähe zu erzielen. AMEOS ist deshalb in sog. AMEOS Regionen tätig und versucht beim Neuerwerb, die bestehenden AMEOS Regionen zu »verdichten«.

Aus AMEOS Sicht sind nur »zweischienige« Krankenhäuser (▶ Abb. 2.1) langfristig existenzfähig, die auf beiden Schienen erfolgreich fahren: einer stetig weiter entwickelten regionalen Grundversorgungsschiene (»Schiene 1«) und einer Schiene der Spezialisierungen und Leuchttürme weit über die Grenzen einer AMEOS Region hinaus – mit Einzugsbereichen bis zu hundert Kilometern und sogar mehr (»Schiene 2«).

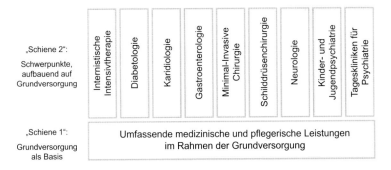

Abb. 2.1: AMEOS sichert die regionale Gesundheitsversorgung auf zwei »Schienen«

23

Insgesamt darf festgestellt werden, dass der Krankenhausbetrieb ein risikoarmer Wirtschaftsbetrieb ist, wenn das Management über das notwendige spezifische Knowhow verfügt: Die Erlöse stehen für Jahre in etwa fest, bei richtigem strategischem und operativem Management werden sie auch erzielt. Die Personal- und Sachkostenquoten sind ebenso gegeben, ein gutes Management erreicht sie durch geeignete Struktur- und Prozessoptimierungen.

2.3 Modernisierung der Arbeitsteiligkeit als wichtigstes Veränderungspotenzial

Ein nicht unwesentliches Veränderungspotenzial ist die Nutzung von Synergieeffekten, welche entweder als Gruppeneffekte (AMEOS Gruppe) oder durch räumliche Nähe (AMEOS Region) realisiert werden können. AMEOS Klinika kaufen über 90 Prozent idente Materialien durchschnittlich zu acht bis zehn Prozent günstiger ein als der vormalige öffentliche Träger. Dies lässt sich allerdings nicht allein durch größere Einkaufsvolumina (Synergieeffekt) erklären, sondern ist auch Ergebnis einer unternehmerischen Mentalität und wirksamer Anreizstrukturen. Einem privaten Unternehmer gelingt es besser, unternehmerische Anreizstrukturen durchzusetzen, die für den wirtschaftlichen Erfolg unerlässlich sind.

Darüber hinaus spielt, für die Erreichung der Qualitäts- und Wirtschaftlichkeitsziele, die Ausgestaltung der prozessorientierten Strukturen im Krankenhaus eine wesentliche Rolle. Dabei ist die Arbeitsteiligkeit das wichtigste Veränderungspotenzial, welches AMEOS angeht. Die Gesundheitsversorgung ist der letzte Sektor in Wirtschaft und Gesellschaft, der in den vergangenen 100 Jahren noch von keiner namhaften Veränderung der Arbeitsteiligkeit erfasst wurde.

So hat sich die Art und Weise, wie Ärzte, Krankenschwestern und die übrigen Berufsgruppen im Krankenhaus zusammenarbeiten und die am Patienten oder nicht am Patienten zu verrichtenden Tätigkeiten aufgeteilt haben, in den letzten 100 Jahren kaum geändert, obwohl gute Gründe dafür gesprochen hätten. Darin liegt nicht nur ein Qualitätsverbesserungspotenzial, um mehr persönliche Zeit für den Patienten zu ermöglichen, sondern auch ein Effizienzsteigerungspotenzial, um Personalkosten zu optimieren.

In den Häusern der AMEOS Gruppe setzen wir die notwendige Neuordnung der Arbeitsteilung in vielen kleinen Schritten um. Bei der Zuteilung der vielfältigen Aufgaben zu den Berufsgruppen öffnet der Blick über die Grenzen die Augen. In schweizerischen Krankenhäusern nimmt beispielsweise der Pflegefachberuf den Patienten das Blut ab. In Deutschland (bsd. alte Länder) ist es meist eine der Kerntätigkeiten jüngerer Ärzte auf Station. Die jüngste berufsrechtliche Novelle hat dies sogar noch bestärkt. In den angelsächsischen Ländern gibt es eine eigene paramedizinische Berufsgruppe, die sog. Phlebotomisten (griech.: «Venenschneider»), welche vielerorts die Blutabnahme verrichtet.

Der AMEOS Grundsatz lautet, dass, wer eine Tätigkeit ausübt, weder über- noch unter-, sondern richtig qualifiziert sein sollte. Die Meinungen gehen im Detail auseinander, doch wendet man den genannten Grundsatz an, so wird klar: Die Ärzte können nicht diejenigen sein, bei denen die Blutabnahme richtig angesiedelt ist, auch wenn die ärztliche Standesvertretung davon teilweise bis heute nicht abrücken will.

Der Wertschöpfungsbeitrag wird in Relation zur Qualifikation gesetzt: Wenn sich am dritten Tag nach Aufnahme eines Patienten der Assistenzarzt ins Archiv begibt, um selbst zwei Stunden nach Patientenunterlagen zu suchen, so dient das der Fehlerkorrektur und trägt null zur Wertschöpfung bei; denn bei einem gut organisierten Prozess wäre die Suche erst gar nicht nötig geworden. Wenn ein Assistenzarzt eine Stunde aufwendet, um Telefonate zu führen, um das EKG, ein Röntgen sowie eine HNO-Konsultation eines Patienten zu organisieren, damit all das noch am selben Tag stattfinden kann, so handelt es sich um eine geringe Wertschöpfung, da ein Arzt zu hoch qualifiziert ist für diese Tätigkeit.

Der Zeitanteil, den Ärzte in diesem Sinne nicht wertschöpfend oder zu gering wertschöpfend verbringen, wird auf 30 bis 40 Prozent der Arbeitszeit quantifiziert. Ob nicht oder gering wertschöpfend, stets handelt es sich dabei um Tätigkeiten, für die der ausführende Arzt kein Medizinstudium benötigt hätte. Doch betroffen sind nicht nur die Ärzte, sondern dem Grunde nach alle Berufsgruppen. Wir quantifizieren den Anteil der wenig oder nicht zur Wertschöpfung beitragenden Arbeitszeit bei den Pflegekräften, bezogen auf ein konventionelles deutsches

Krankenhaus, auf 20 bis 30 Prozent. Ein Beispiel für wenig Wertschöpfung im Vergleich zur Qualifikation ist die Essensausgabe. Für diesen Teil der Beschäftigungszeit hätte eine Krankenschwester die Pflegeausbildung nicht durchlaufen müssen – die voll qualifizierte Pflegekraft ist hierfür überqualifiziert.

Dem Grunde nach gilt für alle Berufsgruppen: Der Anteil von Tätigkeiten, der keinen der Qualifikation entsprechenden Wert für den Patienten generiert, ist zu hoch. Mit einer »Revolutionierung der Job-Profile« und einer darauf aufbauenden, neu zu justierenden Kooperation der Berufsgruppen möchte AMEOS die Prozessqualität verbessern, die Patientenzufriedenheit erhöhen, die Zufriedenheit der Mitarbeitenden sowie die Arbeitseffizienz steigern, um den Herausforderungen des Marktes zu genügen und die Zukunft zu meistern.

Dabei wenden wir für die Reorganisation der Arbeitsteiligkeit im Wesentlichen zwei Instrumente an. Innerhalb der größten Berufsgruppe, der Pflege, inklusive Pflegehilfskräften und unterstützendem Personal, bringen wir je nach Qualifizierungsgrad abgestufte Pflegekonzepte zum Einsatz, die auf alle Patienten einer Fachabteilung unabhängig von ihrer Diagnose angewandt werden können. Dagegen muss die Zuordnung von Tätigkeiten zwischen den Berufsgruppen – die Ärzte eingeschlossen – individuell auf die Diagnose abgestimmt erfolgen. Dazu entwickeln und nutzen wir indikationsspezifische klinische Pfade.

2.4 Staatliche Sicherungs- und Kontrollmöglichkeiten bei privater Leistungserbringung

Auch wenn der Versorgungsauftrag durch einen privaten Träger wie AMEOS erfüllt wird, behält im Falle der Somatik (Allgemeinkrankenhäuser) die Kommune, also der Landkreis, die Stadt oder die Gemeinde, bzw. im Falle der Psychiatrie das Land die gesetzliche Verpflichtung zur Sicherstellung der Versorgung. Damit dieser Sicherstellungsauftrag auch nach einer möglichen Übertragung eines Krankenhauses an einen privaten Träger materialisierbar ist, empfiehlt es sich für die öffentliche Hand, sich im Privatisierungsvertrag gewisse Rückführungsrechte einräumen zu lassen.

Wichtigstes Instrument ist hier der sogenannte Heimfall. Danach fällt der Krankenhausbetrieb samt Liegenschaft und Immobilie in das Eigentum der Kommune oder des Landes zurück, wenn der private Träger versagen sollte und die Versorgung nicht in dem Maße sicherstellt, wie es ihm im Krankenhausplan aufgetragen worden ist. Der Heimfall tritt freilich selten bis nie ein. Der einzige erwähnenswerte Fall in den vergangenen Jahren war die Aufgabe der Helios Klinik Herbolzheim durch den dortigen privaten Träger und der Heimfall an die Stadt Herbolzheim, welche die Versorgung postwendend an das bestehende Kreiskrankenhaus übertrug und die ehemalige Helios Klinik abreißen ließ.

Eine interessante Ausnahme vom üblichen Umgang mit dem Heimfall machten die Länder Schleswig-Holstein und Sachsen-Anhalt. Ende 2004 übertrug Schleswig-Holstein die Landeskrankenhäuser in Neustadt und Heiligenhafen an die AMEOS Gruppe, ohne den möglichen Heimfall vertraglich zu vereinbaren. AMEOS freute sich über das große Vertrauen des Landes, bot aber dennoch – selbst nach der Eigentumsübertragung – die Vereinbarung einer Heimfallregelung an, da sie gutem Standard entspreche, doch das Land winkte abermals ab.

Damit verfügt das Land über keine eigenen Landeskrankenhäuser mehr und müsste im theoretischen Falle, dass der private Träger die Versorgung nicht mehr sicherstellen würde, wieder eigene Landeskrankenhäuser errichten. Zwar kann ein Land die Häuser privatisieren, aber nicht seine verfassungsmäßige Verpflichtung, die psychiatrische Versorgung zu gewährleisten, aus der Hand geben.

Eine vergleichbare Situation besteht in Sachsen-Anhalt. Hier vergaß das Land beim ursprünglichen Verkauf des heutigen AMEOS Klinikums Haldensleben die Heimfallklausel im damaligen Kauf- und Übertragungsvertrag an ein christliches Werk. Als der neue Eigentümer wirtschaftlich versagte, konnte das sanierungsbedürftige ehemalige Landeskrankenhaus mangels Heimfallregelung nicht an das Land zurückfallen, und die Versorgung war gefährdet. Das Klinikum wurde später von der AMEOS Gruppe übernommen. Die Heimfallregelung besteht bis heute nicht. Anscheinend setzt auch Sachsen-Anhalt riesiges Vertrauen in AMEOS.

Die Krankenhausversorgung – sei sie somatisch oder psychiatrisch – kann öffentlich oder privat erbracht werden. Im rechtlichen Sinne ist die

Wahrnehmung der Versorgungsleistungen durch einen freigemeinnützigen Träger als private Erbringung zu betrachten. Bei der öffentlichen Hand muss lediglich der Sicherstellungsauftrag verbleiben. Die Durchführung der Versorgung ist davon unbenommen. Anders ist dies im Falle hoheitlicher Aufgaben. Solche liegen beispielsweise in der Durchführung des Maßregelvollzugs (forensische Psychiatrie) vor. Da hier die Patienten von Gerichten den Klinika zugewiesen werden und der Bevölkerungsschutz zu gewährleisten ist, handelt es sich im verfassungsrechtlichen Sinne um eine hoheitliche Aufgabe des Staates, die dieser nie ganz abgeben kann. Er darf sich jedoch privater Institutionen zur Unterstützung bei der Durchführung bedienen und diese mit der hoheitlichen Aufgabe nach einem Beleihungsvertrag beleihen.

Auf diese Weise betreibt AMEOS im Auftrag und im Namen des Staates vier Maßregelvollzugseinrichtungen in drei Bundesländern. Überprüfungen dieser Konstruktion durch den Niedersächsischen Staatsgerichtshof und das Bundesverfassungsgericht bestätigten, dass die bestehenden Rechtskonstrukte zulässig sind. Zweifel an der Rechtmäßigkeit der Beleihungsverträge haben sich damit erledigt. Aus den Angaben der Bundesländer über geschehene Ausbrüche lässt sich ablesen, dass von AMEOS betriebene Maßregelvollzugseinrichtungen sicherer sind als allein vom Staat betriebene.

Das Bundeskartellamt setzt der flächendeckenden Ausbreitung privater Träger seit etwa zehn Jahren Grenzen. Allerdings nimmt das Kartellamt nur Veränderungen ins Visier. Es lässt die bestehenden Monopole öffentlicher Träger, etwa in städtischen Gebieten, außer Acht. Die Beurteilung der kartellamtlichen Aktivitäten in der stationären Gesundheitsversorgung fällt – abhängig vom politischen Standpunkt – unterschiedlich aus. So steht die kartellamtliche Aktivität zur Sicherung ausreichenden Wettbewerbs (Wettbewerbsrecht) im Widerspruch zur Landeskrankenhausplanung zwecks Sicherung ausreichender Versorgung (Sozialrecht). Ausgewiesene Befürworter einer detaillierten staatlichen Krankenhausplanung, die den Häusern im planwirtschaftlichen Sinne Fachabteilungen, genehmigte Bettenzahlen und Schwerpunkte zuweist, sehen das Kartellamt am falschen Platz.

AMEOS hingegen sieht in einem geregelten Wettbewerb den besten Garanten zur Sicherstellung einer adäquaten Versorgung der Bevölkerung. Daher begrüßt AMEOS die Konzentration der Krankenhausplanung auf Monitoring und Überwachung der Angebote, wie sie in einigen Bundesländern zunehmend erkennbar ist. Wer die Planwirtschaft auf das notwendige Mindestmaß zurückführen und den Wettbewerb stärken will, der muss konsequenterweise die Aktivitäten des Kartellamtes grundsätzlich als gerechtfertigt ansehen, auch wenn das Amt hier oder da die Wachstumsmöglichkeiten in einer Region beschränkt. Auf diese Weise kommt AMEOS in einer AMEOS Region insgesamt nicht weit über einen Marktanteil von einem Drittel hinaus. Da aber die Gestaltung der Versorgung viele Details kennt, wie die Größe der Fachabteilungen und Schwerpunkte der Versorgung, relativiert sich die durch das Kartellrecht gesetzte Einschränkung wieder, so dass ein Träger letztlich nicht an der regional flächendeckenden Versorgung gehindert ist.

29

3 Wie viel Privatisierung in einem zweiten Gesundheitsmarkt verträgt das solidarische System der gesetzlichen Krankenversicherung?

Rainer Hess

3.1 Ausgangsbetrachtung

In Deutschland besteht in der Gesundheitspolitik unabhängig von der parteipolitischen Ausrichtung ein grundsätzlicher Konsens: Auch für die Zukunft wird an einer für alle zugängigen nach dem gesicherten Stand wissenschaftlicher Erkenntnisse notwendigen medizinischen Versorgung, unter Berücksichtigung des medizinischen Fortschritts, festgehalten. Dies entspricht auch der bestehenden gesetzlichen Regelung in § 2 Abs. 1 SGB V. Es gibt zurzeit keine Bereitschaft, an dieser Zielsetzung Abstriche vorzunehmen, auch wenn die demografische Entwicklung und der medizinische Fortschritt befürchten lassen, dass die Ausgabenbelastung für das Gesundheitswesen, ohne Einschnitte in den bestehenden Leistungskatalog, künftige Generationen überfordern wird.[1] Die Antwort auf diese Herausforderung von Seiten der jetzigen Regierungskoalition lautet: Eigenverantwortung und Wettbewerb[2], mit dem Ziel einer stärkeren Ausschöpfung von Effizienzreserven.[3] Die Opposition

---

1   Fritz Beske, Schriftenreihe des IGSF, zuletzt Bd. 117, 2010, Zusammenfassung.
2   Kooperationsvereinbarung von CDU/CSU und FDP, 17. Wahlperiode Abschnitt 9.1: *Wir wollen, dass auch in Zukunft alle Menschen in Deutschland unabhängig von Einkommen, Alter, sozialer Herkunft und gesundheitlichem Risiko weiterhin die notwendige medizinische Versorgung qualitativ hochwertig und wohnortnah erhalten und alle am medizinischen Fortschritt teilhaben können.*
3   SVR Gesundheit, Sondergutachten 2012, Kurzfassung, zum Wettbewerb an der Schnittstelle zwischen ambulanter und stationärer Gesundheitsversorgung Kap.1.1, Nr. 6.

setzt demgegenüber überwiegend auf eine Erweiterung der Finanzie-
rungsbasis der GKV, insbesondere durch Einführung einer Bürgerversicherung und Einbeziehung weiterer Einkunftsarten.[4]

3.2 Verfügbare Instrumente

Auf der Grundlage der grundsätzlichen Fragestellung einer stärkeren
Privatisierung der Versorgung und deren Auswirkungen sollen zunächst
verfügbare Instrumente dargestellt werden, die eine entsprechende Entwicklung ermöglichen würden:

3.2.1. Änderungen im Leistungskatalog (Grund-/ Wahlleistungen)

Es hat bereits in der Vergangenheit Überlegungen gegeben, den Leistungskatalog der GKV auf die medizinisch unbedingt notwendige Versorgung einzuschränken und die ausgegliederten Leistungen in den ggf.
privat zu versichernden zweiten Gesundheitsmarkt zu überführen.[5] Dabei gibt es diese Teilung des Gesundheitsmarktes bereits heute, weil kosmetische Operationen und Wellness-Leistungen qua definitionem keine
Leistungen der GKV sind und der Gesetzgeber selbst Fahrtkosten zur
ambulanten Behandlung, nicht therapeutische Sehhilfen und nicht ver-
schreibungspflichtige Arzneimittel weitgehend aus dem Leistungskatalog der GKV ausgegliedert sowie insbesondere die Leistungen der GKV
beim Zahnersatz auf einen befundorientierten Zuschuss begrenzt hat.[6]
Der Gemeinsame Bundesausschuss nach § 91 SGB V hat darüber hinaus den gesetzlichen Auftrag, insbesondere neue Untersuchungs- und
Behandlungsmethoden nach § 135 Abs. 1 SGB V auf ihre Zweckmäßig-
keit, ihren medizinischen Nutzen sowie ihre Notwendigkeit und Wirt-

---

4 Wikipedia, Bürgerversicherung, 1. Konzept der Bürgerversicherung
5 Fritz Beske aaO
6 §§ 33 Abs. 2–4, 34 Abs. 1, 55, 60 Abs. 1 SGB V

schaftlichkeit hin zu bewerten; er kann auf dieser Grundlage die Erbringung und Verordnung von Leistungen und Maßnahmen einschränken oder ausschließen, wenn nach dem allgemein anerkannten Stand der medizinischen Erkenntnisse der diagnostische oder therapeutische Nutzen, die medizinische Notwendigkeit oder die Wirtschaftlichkeit nicht nachgewiesen sind. Wissenschaftlicher Maßstab für diese Bewertung ist der internationale Standard der evidenzbasierten Medizin. Dies ergibt sich aus § 139a Abs. 4 SGB V, der das Institut für Qualität und Wirtschaftlichkeit (IQWiG) bei der von ihm festzulegenden Bewertungsmethodik an diesen Standard und zusätzlich an den internationalen Standard der Gesundheitsökonomie bindet. Da der G-BA in grundsätzlichen Bewertungsfragen nach §§ 139a, b SGB V gehalten ist, das IQWiG zu beauftragen und nach der Rspr. des BSG dessen Bewertungsempfehlungen eine hohe Beweiskraft zukommt[7], ergibt sich auch für den G-BA indirekt eine vergleichbare Bindung an diesen Standard.

Für die Bewertung von Arzneimitteln ergeben sich aufgrund der öffentlich-rechtlichen Arzneimittelzulassung Besonderheiten: Der medizinische Nutzen eines zugelassenen Arzneimittels wird aufgrund dieser Zulassung für die jeweils zugelassenen Anwendungsgebiete gesetzlich unterstellt. Verordnungsausschlüsse oder Verordnungseinschränkungen sind deswegen nach § 92 Abs. 1 S. 1 HS. 4 nur bei einem Nachweis der Unzweckmäßigkeit zulässig, für den § 92 Aba. 2a ein aufwendiges Verfahren vorschreibt. Die durch das AMNOG zum 1. 1. 2011 eingeführte Frühbewertung des medizinischen Nutzens eines neu in den Markt eingeführten Arzneimittels mit neuen Wirkstoffen oder eines neuen Anwendungsgebiets dient ausschließlich der Vereinbarung oder Festsetzung eines Erstattungsbetrages oder Rabattes, der sowohl für die GKV als auch für die PKV den vom Hersteller bestimmten Arzneimittelabgabepreis verdrängt und in seiner Höhe vom Nachweis und vom Ausmaß eines Zusatznutzens gegenüber einer zweckmäßigen Vergleichstherapie abhängt. Für innovative Arzneimittel gibt es wegen dieser durchgehenden Rabattierung des Abgabepreises in Deutschland künftig keinen

---

7 BSGE 107, 287 = SozR 4–2500 § 35 Nr. 4 (Rn. 79)

zweiten Gesundheitsmarkt. Neben dieser neuen Erstattungspreisfindung für nicht festbetragsfähige Arzneimittel bleibt das Instrument der Festbetragsgruppenbildung und Festbetragsfestsetzung insbesondere für pharmakologisch-therapeutisch vergleichbare Arzneimittel bestehen. Wissenschaftlicher Maßstab der Arzneimittelbewertungen ist auch insoweit gem. §§ 35, 35a, 35b SGB V der international anerkannte Standard der evidenzbasierten Medizin und der Gesundheitsökonomie. Letzterer spielt allerdings nur dann eine Rolle, wenn zunächst ein medizinischer Nutzen oder bei Arzneimitteln ein Zusatznutzen festgestellt worden ist.[8]

Eine über die aufgezeigte Möglichkeit der Einschränkung des GKV-Leistungskataloges, durch eine Nutzen- oder Zweckmäßigkeitsbewertung hinausgehende Einschränkung von GKV-Leistungen zugunsten einer stärkeren Privatisierung, wäre nur über eine Rationierung von Leistungen erreichbar. In diesem Zusammenhang kämen die im Rahmen einer Nutzen-Kosten-Bewertung nur sehr eingeschränkt anwendbaren internationalen Standards der Gesundheitsökonomie voll zum Tragen. Insbesondere die auf dieser Grundlage entwickelte Bewertung nach den Kosten zusätzlich gewonnener qualitäts-adjustierter Lebensjahre (QALY) würde es ermöglichen, auch in ihrem medizinischen Zusatznutzen bestätigte Leistungen wegen zu hoher Kosten aus dem Leistungskatalog der GKV auszuschließen.[9] Eine offene Rationierung auf dieser gesundheitsökonomischen Grundlage wird in Deutschland aus ethischen und rechtlichen Gründen aber grundsätzlich abgelehnt.[10] Es mag sein, dass sich bei einer wesentlichen Verschärfung der Finanzlage der KK, die Einsicht in die Notwendigkeit stringenterer Eingriffe in den bestehenden Leistungskatalog erhöht. Auch von der Regierungskoalition wird eine Rationierungsdiskussion abgelehnt.[11] Das gleiche

---

8 IQWiG, Allgemeine Methoden zur Bewertung von Verhältnissen zwischen Nutzen und Kosten, Version 1.0 v. 12. 10. 2009, Kap 3.1.
9 Deutscher Ethikrat, Nutzen und Kosten im Gesundheitswesen, Zur normativen Funktion ihrer Bewertung, Stellungnahme 2011, Kap 3.3.3
10 Deutscher Ethikrat a. a. O. Kap 5.2.2
11 Philipp Rösler, Interview in der Wirtschaftswoche v. 6. 2. 2010, www.bmg-¬
   bund.de

gilt allerdings auch für die von Seiten der Ärzteschaft angefachte Diskussion um eine notwendige Priorisierung von Gesundheitsleistungen.[12] Im Unterschied zur Rationierungsdiskussion geht es hier nicht um die Ausgliederung von Leistungen aus dem Katalog der GKV, sondern um eine indikationsbezogene Einschränkung in der Erbringung bestimmter Leistungen nach dem Schweregrad der Erkrankung und anderer patientenbezogener Kriterien. Dabei orientiert die Ärzteschaft sich an schwedischen Vorbildern.[13] Schweden und die anderen nordischen Länder, einschließlich Großbritannien, akzeptieren aber bewusst Wartelisten als Steuerungsinstrument einer Ressourcenallokation und reduzieren daher das Leistungsangebot kostenaufwendiger Untersuchungs- und Behandlungsmethoden auf wenige zentrale Standorte mit entsprechenden Wartelisten, die Priorisierungsentscheidungen notwendig machen. Deutschland lehnt auch diese Art der gesundheitsökonomischen Steuerung ab und muss deswegen in bestimmten Leistungsbereichen ein ineffizientes Leistungsvolumen in Kauf nehmen. Priorisierungsentscheidungen sind im Gesundheitswesen insbes. zur Ausrichtung der Versorgung an Gesundheitszielen notwendig.[14] Im Rahmen solcher Priorisierungen sind auch Überlegungen zur Ausrichtung des Leistungskataloges vorzunehmen. Bevor medizinisch notwendige Behandlungen einer Priorisierung zum Opfer fallen, müsste in deren Focus der Abbau von Über-, Unter- und Fehlversorgung liegen.

Die Diskussion um den Leistungskatalog der GKV ist daher geprägt durch die Definition des medizinisch Notwendigen und Wirtschaftlichen. Nur dort, wo wirtschaftlichere aber zumindest annähernd gleichwertige Alternativen bestehen, kann ein Leistungsausschluss durch den G-BA erfolgen. Dies ist auch und gerade in einem wettbewerblich ausgerichteten Gesundheitssystem grundsätzlich richtig, weil der Gesunde die Krankenkasse häufig unter dem Gesichtspunkt einer möglichst geringen Beitragsbelastung wählt, als Kranker meist um Jahre zeitver-

---

12 Fn.11; Spiegel-Online v. 20. 5. 2009 Aufstand gegen Ärztepräsident
13 Uwe Preusker, Priorisierung statt Rationierung, DÄ 2007, A-930
14 www.gesundheitsziele.de

setzt aber die notwendige medizinische Behandlung benötigt. Es besteht daher weitgehend ein Grundkonsens der Beteiligten, dass der Leistungskatalog der GKV nicht zur Disposition der einzelnen Krankenkasse gestellt werden darf.[15]

3.2.2. Änderungen in den Versorgungsstrukturen (Zahnersatz)

Eine besondere strukturelle Ausprägung hat die Trennung zwischen Grund- und Wahlleistungen in der zahnärztlichen Versorgung der Versicherten mit Zahnersatz gefunden. Der Anspruch des Versicherten wird auf einen von den Krankenkassen zu gewährenden Zuschuss begrenzt, dessen Höhe sich an den Kosten einer nach dem allgemein anerkannten Stand der zahnmedizinischen Erkenntnisse ausreichenden, zweckmäßigen und wirtschaftlichen Versorgung mit Zahnersatz auszurichten hat (zahnmedizinische Regelversorgung). Der G-BA bestimmt hierfür in seinen Richtlinien die zahnmedizinischen Befunde, für die Festzuschüsse gewährt werden und ordnet diesen zahnprothetische Regelversorgungen zu (§ 56 SGB V). Die Zuschüsse sind gestaffelt von 50 v. H. bis 80 v. H. der jeweils für die Regelversorgung zwischen dem GKV-Spitzenverband und der KZBV vereinbarten Beträge, je nachdem wie intensiv der Versicherte eigene Bemühungen zur Gesunderhaltung seiner Zähne ergreift und insbes. die gesetzlich angebotenen jährlichen zahnärztlichen Untersuchungen regelmäßig in Anspruch nimmt. Bei einer unzumutbaren finanziellen Belastung übernimmt die Krankenkasse die vollen Kosten. Wählen Versicherte einen über die Regelversorgung hinausgehenden Zahnersatz, müssen sie die Mehrkosten selbst tragen: Alle privaten Krankenversicherer bieten Zusatztarife für die Übernahme solcher Eigenbeteiligungen an. Diese Versorgungsstruktur enthält mehrere Komponenten einer gewünschten Weiterentwicklung unseres Gesundheitswesens:

---

15 Ausnahme zusätzliche Satzungsleistungen insbes. nach § 11 Abs. 6 SGB V i. d. F. VStG

- Stärkung der Eigenverantwortung für die Erhaltung der eigenen Gesundheit durch wirtschaftliche Anreize zur zahnmedizinischen Individualprophylaxe;
- Begrenzung der Leistungspflicht der Krankenkassen auf eine medizinisch notwendige und wirtschaftliche Regelversorgung;
- Wahlfreiheit des Versicherten zur Inanspruchnahme eines höherwertigen Zahnersatzes gegen Übernahme der Mehrkosten;
- Privatisierung der Versorgung mit höherwertigem Zahnersatz durch Zusatztarife der PKV.

Es ist bisher nicht gelungen, vergleichbare Modelle für andere Leistungsbereiche der GKV einzuführen: Dies liegt daran, dass bisher jedenfalls nur beim Zahnersatz eine medizinisch begründbare und normativ regelbare Differenzierung in verschiedene Versorgungsstufen möglich ist. Insbesondere für die ärztliche Behandlung als Dienstleistung sind derartige Abstufungen nicht oder nur schwer denkbar, wobei kosmetische Leistungen oder Wellness ohnehin von der Leistungspflicht der GKV ausgenommen sind.

Ein Versuch, zumindest für die Stärkung der Eigenverantwortung für die Gesundheit ein vergleichbares Instrument in der ärztlichen Behandlung einzuführen und die Inanspruchnahme der Krebsfrüherkennung zur Grundlage einer Absenkung der Belastungsgrenze für chronisch Kranke von 2 v. H. auf 1 v. H. zu machen (§ 62 Abs. 1 SGB V), muss als gescheitert angesehen werden.[16]

3.2.3 Ausbau von Prävention und Eigenverantwortung

Es hat nicht an Ansätzen der Politik gefehlt, durch Einschränkungen im Leistungskatalog der GKV die private Eigenverantwortung von Versicherten für die eigene Gesundheit zu stärken. Neben der Umstellung der

---

16 Chroniker-Richtlinien des G-BA v. 22. 1. 2004 (BAnz. Nr. 18 (S. 1343), zuletzt geändert am 19. 6. 2008 (BAnz. Nr. 124 (S. 3017)

Versorgung mit Zahnersatz auf einen Zuschuss sind die Einschränkung der Verordnungsfähigkeit nicht verschreibungspflichtiger Arzneimittel auf Therapiestandards für schwerwiegende Erkrankungen (sogenannte OTC-Präparateliste des G-BA) ebenso zu nennen, wie die Reduzierung der Übernahme von Fahrtkosten zur ambulanten Behandlung auf eng begrenzte Ausnahmen, Einschränkung der Zahl künstlicher Befruchtungen und die Begrenzung der Verordnung von Sehhilfen auf therapeutische Indikationen. Der Gesetzgeber nutzt solche »Ausgrenzungen« aber nicht konsequent zur Verlagerung der Leistungserbringung in den privaten Sektor. Mit § 11 Abs. 6 i.d.F. VStG eröffnet er vielmehr den gesetzlichen Krankenkassen, aus Beitragsmitteln des Gesundheitsfonds ihren Versicherten Satzungsleistungen anzubieten, durch welche die Zielsetzung derartiger Einschränkungen geradezu konterkariert wird. Die gesetzlichen Krankenkassen können auch durch das Angebot von Wahltarifen nach § 53 Abs. 4 SGB V ihren Versicherten Kostenerstattung für die wahlärztliche Behandlung im Krankenhaus anbieten und damit der PKV in deren ureigenen Leistungsbereich, der Chefarztbehandlung, Konkurrenz machen.

Es gibt daher zurzeit keine erkennbaren Absichten der Politik, durch Einschränkung des Leistungskataloges der GKV eine stärkere Privatisierung der medizinischen Versorgung zu erreichen. Im Gegenteil besteht eher die Absicht, den Wettbewerb zwischen GKV und PKV durch die Eröffnung zusätzlicher Leistungsangebote der GKV anzuheizen.

3.3 Die systematische Annäherung von GKV und PKV

Verfolgt man die Entwicklung der rechtlichen Beziehungen zwischen GKV und PKV in den letzten zwanzig Jahren, wird deutlich, dass nicht die gegenseitige Abgrenzung sondern die wechselseitige Annäherung prägend ist.

- 1993 wurde in der gesetzlichen Krankenversicherung der Kassenwettbewerb um Versicherte mit Wahlfreiheit der Versicherten ohne mit einem Wechsel verbundene Beitragsnachteile eingeführt; den PKV-Versicherten war ein vergleichbarer Wechsel nicht möglich.

- Als Folge dieses Kassenwettbewerbs um Versicherte erfolgte eine systematische Erweiterung einzelvertraglicher Gestaltungsmöglichkeiten der einzelnen Krankenkassen. Die Organisationsstruktur des GKV-Systems ist inzwischen so aufgestellt, dass für den normativen Bereich der Steuerung der Regelversorgung der GKV-Spitzenverband insbesondere als Vertragspartner der Bundesmantelverträge, DRG-Vereinbarungen und als eine Trägerorganisation des G-BA die Verantwortung trägt, die einzelnen Krankenkassen aber über Satzungsleistungen und Wahltarife in unterschiedlicher Ausprägung ihr jeweiliges eigenes Versorgungssystem aufbauen. Um die Gestaltungsmöglichkeiten der einzelnen Krankenkassen zu stärken, wird zunehmend auch die Bindung an die normativen Vorgaben der Regelversorgung gelockert.[17]

- 1994 wird die PKV verpflichtet, als »substitutive Krankenversicherung« i. S. d. EU-Rechts einen Standardtarif als Angebot an ihre Versicherte einzuführen, dessen Leistungsangebot vergleichbar mit dem der GKV sein muss und dessen Beitrag nicht höher als der durchschnittliche Höchstbeitrag der GKV sein darf (§ 257 Abs. 2a SGB V).

- 2007 wird mit dem GKV-WSG eine generelle gesetzliche Pflicht der Bevölkerung zur Versicherung gegen das Risiko einer Erkrankung eingeführt; soweit keine GKV-Versicherungspflicht besteht, ist die PKV verpflichtet, unabhängig von Gesundheits- und Einkommensstatus des Einzelnen, Versicherungsschutz anzubieten; der Standardtarif wird als »Basistarif« erweitert (§ 12 Abs. 1a VAG); die KÄV werden gesetzlich verpflichtet, die ambulante ärztliche Behandlung sicherzustellen; die Portabilität der Alterungsrückstellung wird eingeführt, um einen Wechsel auch in der PKV zu erleichtern.

- 2011 wird der PKV im AMNOG wegen ihrer Verpflichtungen als substitutive Krankenversicherung, all denen Versicherungsschutz zu gewähren, die nicht in der GKV pflichtversichert oder freiwillig weiterversichert sind, die Teilhabe an den in der GKV durch die Frühbewertung innovativer Arzneimittel mit neuen Wirkstoffen eingeführten Preisabschlägen in Form von Rabattgewährungen gesetzlich

---

17 §§ 11 Abs. 6, 73b Abs. 5, 73c Abs. 4 116b Abs. 1 S. 3, 140b Abs. 4 SGB V

eingeräumt. Mit derselben Begründung fordert die PKV in den anstehenden Verhandlungen zur Novellierung der GOÄ die Aufnahme einer *Öffnungsklausel*, die ihr das Recht selektiver Verträge analog zu den Wahltarifen der gesetzlichen Krankenkassen einräumt. Im G-BA fordert die PKV die vollständige Einbeziehung privat versicherter Patienten in die neue Struktur einer auf pseudonymisierten Patientendaten basierenden sektoren- und einrichtungsübergreifenden Qualitätssicherung.

• Der aktuelle Entwurf zum »Achten Gesetz zur Änderung des Gesetzes gegen Wettbewerbsbeschränkungen« (GBW) sieht vor, das Wettbewerbsrecht auf alle wettbewerblichen Tätigkeiten der gesetzlichen Krankenkassen zu erweitern.

GKV und PKV bewegen sich, wie diese historische Entwicklung zeigt, immer stärker aufeinander zu. Das bedeutet allerdings nicht nur eine Verschärfung des Wettbewerbs gegeneinander mit vergleichbaren Leistungsangeboten im Bereich von Satzungs-/Wahlleistungen der GKV und Zusatztarifen der PKV. Vielfach kommt es auch zu Kooperationen einzelner Krankenkassen mit einzelnen Privatversicherern, um Synergieeffekte gemeinsam zu nutzen.

Je mehr sich die gesetzlichen Krankenkassen aber in diesem Wettbewerb unternehmerisch betätigen (müssen), je größer wird die Gefahr einer systematischen Annäherung des *Status der gesetzlichen Krankenkassen als »Unternehmen«* im Sinne des europäischen Wettbewerbsrechts.[18] Für die Festbetragsfestsetzung für pharmakologisch-therapeutisch vergleichbare Arzneimittel (generica) durch die Bundesverbände der Krankenkassen (jetzt GKV-Spitzenverband) hat der EuGH in seinem Urteil vom 16. 3. 2004 die Unternehmereigenschaft der Bundesverbände der Krankenkassen, wegen der insoweit eindeutig öffentlich-rechtlichen Aufgabenstellung und Aufgabenwahrnehmung, gegen das Votum des Generalanwaltes verneint.[19] Die aufgezeigte neuere Entwick-

---

18 Dazu Sodan Handbuch des Fachanwalts Medizinrecht Kap C II.
19 EuGH DVBl 2004, 555

lung stellt aber die Frage, ob die einzelnen Krankenkassen trotz dieser immer intensiveren Ausrichtung ihrer Vertragsgestaltung und der dadurch immer stärkeren Konkurrenz zum Zusatzversicherungsangebot der PKV sozusagen einen Besitzstand auf öffentlich-rechtliche Einordnung in den einer Harmonisierung durch das EU-Wettbewerbsrecht entzogenen Bereich der hoheitlichen Verwaltung haben, oder ob nicht doch der EuGH, zumindest bezogen auf wettbewerblich ausgerichtete Leistungsbereiche, die Unternehmereigenschaft bejahen könnte.

Die Niederlande haben bei der von ihnen zu Beginn des 21. Jahrhunderts geplanten und durchgeführten Gesundheitsreform diese verfassungs- und europarechtliche Problematik gesehen. Da das Kernziel ihrer Reform eine weitgehende Gestaltungsfreiheit der Krankenkassen in der Auswahl von Leistungserbringern durch entsprechende selektive Verträge war, wurde die GKV in ihrer Organisationsstruktur privatisiert und damit bewusst aus öffentlich-rechtlichen Körperschaften in zivilrechtliche Vereinsstrukturen überführt. Für Deutschland besteht die Gefahr, dass nicht der Gesetzgeber entsprechend handelt, sondern der EuGH ihn durch seine Rechtsprechung zum Handeln zwingt. Das »niederländische Modell« beinhaltet aber auch keine Privatisierung des Gesundheitswesens. Wie in Deutschland wird sowohl der von allen Versicherungen anzubietende Leistungskatalog verbindlich durch Entscheidungen des zuständigen Ministeriums vorgegeben und ebenso wie im deutschen GKV-System gibt es für die Regelversorgung einen lohnabhängigen Beitrag und keinen nach dem Gesundheitsrisiko des Einzelnen ermittelten Individualbeitrag. Durch eine Einschreibepflicht bei einem Hausarzt als »gatekeeper« und durch eine Verknappung des fachärztlichen Leistungsangebotes sind auch die Wahlmöglichkeiten der Versicherten stärker eingeschränkt als in Deutschland.

3.4 Duale Strukturen der deutschen Krankenversicherung

Die folgende Abbildung 3.1 zeigt die Parallelen aber nicht nur im Bereich der freiwilligen Weiterversicherung, sondern zunehmend auch in einzelnen Leistungsbereichen entstehenden Schnittstellen zwischen GKV und PKV auf.

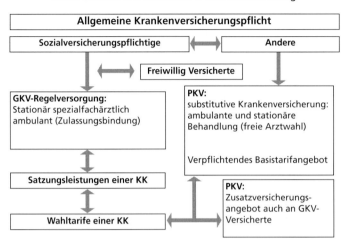

Abb. 3.1: Duale Struktur der deutschen Krankenversicherer

3.5 Verfassungsrechtliche Bewertung

Die PKV hat ohne durchgreifenden Erfolg die substanziellen gesetzlichen Eingriffe in ihren versicherungsrechtlichen Status durch das GKV-WSG verfassungsrechtlich angegriffen. Das Urteil des Bundesverfassungsgerichts vom 10. 6. 2009[20] enthält grundsätzliche Aussagen zu den von der Verfassung gedeckten Möglichkeiten des Bundesgesetzgebers, das deutsche Gesundheitswesen zu strukturieren:

- Die gesetzgeberische Absicht, einen Krankenversicherungsschutz für alle Einwohner zu schaffen, ist von dem Ziel getragen, *ein allgemeines Lebensrisiko abzudecken*. Es ist legitim, die dafür notwendigen Aufwendungen auf der Grundlage einer Pflichtversicherung sicherzustellen.

---

20 BVerfGE 123, 186 = NJW 2009, 2033

- Der Gesetzgeber ist nicht gehalten, von einer *finanziellen Belastung einer bestimmten Gruppe* (PKV) abzusehen, wenn die Belastung in der einen oder anderen Weise über den öffentlichen Haushalt auch der Allgemeinheit (durch staatliche Finanzierung) auferlegt werden könnte.

- Der Gesetzgeber kann, wenn er eine *Volksversicherung aus zwei Versicherungssäulen* schafft, die Personengruppen diesen beiden in einer ausgewogenen Lastenverteilung zuordnen und damit die finanzielle Stabilität und die Funktionsfähigkeit der GKV sichern. Gegenüber der PKV besteht eine Beobachtungs- und ggf. Korrekturpflicht der für sie bestehenden Einschränkungen.

3.6 Schlussfolgerung

Die vorstehende Darstellung soll aufzeigen, in welchem rechtlichen Gesamtrahmen die gestellte Thematik einer Privatisierung von Gesundheitsleistungen zu sehen ist. Dabei soll die Darstellung der in Abhängigkeit voneinander laufenden Entwicklungen von GKV und PKV zeigen, dass der Gesetzgeber wahrscheinlich gezwungen sein wird, bei zunehmendem Vertragswettbewerb der einzelnen Krankenkassen, im Hinblick auf die Rechtsprechung des EuGH eine grundsätzliche Entscheidung zur Unternehmereigenschaft der einzelnen Krankenkassen zu treffen. Der abschließende Hinweis auf die Rechtsprechung des BVerfG soll aufzeigen, welch großen Spielraum der Gesetzgeber in Deutschland hat, um im Gegenzug auch ein Bürgerversicherungsmodell langfristig mit entsprechenden Übergangsregelungen einführen zu können. Dass dabei Privatisierung nicht gleichzusetzen ist mit mehr Wahlfreiheiten für die Versicherten und Leistungserbringer, zeigt das niederländische Modell.

4 Neue Player im Gesundheitswesen – Steigerung der Effektivität oder der Kosten?

Thomas Wein

4.1 Einleitung

Die Gesundheitssysteme vieler Industrieländer stehen vor vielfältigen Herausforderungen, die bereits seit mehreren Jahrzehnten absehbar sind. Es gibt einen mehr oder weniger staatlich gebremsten Anstieg der Gesundheitsausgaben, da medizinisch-technischer Fortschritt meist mit höheren Kosten verbunden ist und die Wirkungserwartungen der Gesellschaft an das medizinisch Machbare gestiegen sind. Das Gesundheitssystem wird vielfach aus der Wertschöpfung des Produktionsfaktors Arbeit finanziert. Da jedoch die Industrieländer nur relativ geringe Wachstumsraten und damit niedrige Steigerung der Arbeitseinkommen erreichen, kommt es zu einer chronischen Unterfinanzierung des Gesundheitssystems. Konjunkturell bedingte Unterauslastungen des Produktionsfaktors Arbeit verschärfen das Unterfinanzierungsproblem. Falls ein wachsender Anteil älterer Menschen mit höheren Gesundheitsausgaben einhergeht, könnte es zu einer weiteren Ausgabensteigerung kommen.

Steigende Gesundheitsausgaben könnten neben den genannten Ursachen auch durch Fehlanreize im Gesundheitssystem verursacht werden. Ein Gesundheitssystem, das negative Anreize ausschließt, könnte unnötige Ausgabensteigerungen verhindern. In der ökonomischen Theorie des Gesundheitssystems wird grundlegend untersucht, ob der Markt für Gesundheitsdienstleistungen sowie der abgeleitete Markt für Krankenversicherung ohne staatliche Eingriffe funktionsfähig wären. Jenseits der Argumente für eine staatlich garantierte Mindestversorgung, eine Versicherungspflicht sowie (Mindest-)Qualitätsvorschriften für Leistungsanbieter steht im Mittelpunkt, ob die Leistungsanbieter unnötige

Kosten zum Zwecke ihrer Einkommenserhöhung induzieren, ohne dass die Versicherten dagegen einschreiten wollen bzw. können. Den Versicherern wiederum fehlt es an der rechtlichen Handhabe zur Kontrolle. Diese sogenannte anbieterinduzierte Nachfrage oder dieses externe moralische Risiko bewirkt also unnötige Kosten, falls keine staatlichen oder markwirtschaftlichen Lösungen gefunden und implementiert würden.

Viele staatliche Eingriffe adressieren das Problem des externen moralischen Risikos. Einerseits versuchen sie, dem Leistungsanbieter detailliert vorzuschreiben, wann welche medizinischen Leistungen erforderlich sind, bzw. wann diese kostenmäßig erstattet werden. Andererseits entkoppeln sie die Honorierung der Leistungserbringer von der tatsächlichen medizinischen Behandlung, indem sie indikationsbezogene Fallpauschalen oder zeitraumbezogene Kopfhonorare zugestehen. Vor allem in den USA und in der Schweiz werden unter den Stichworten »Health Maintenance Organization (HMO)« oder »Managed Care« Leistungsanbieter und Versicherer miteinander verschmolzen: Statt einer marktbezogenen Honorierung der Leistungsanbieter greift jetzt eine hierarchische Steuerung, in der mit Hilfe von Anweisung und Kontrolle Gesundheitsdienstleistungen erbracht werden. Zur direkten Steuerung tritt meist noch eine erfolgsabhängige Entlohnung hinzu. Für Deutschland wurden seit Ende der 1990er Jahre bis ca. 2005 Modellvorhaben zugelassen, die medizinische Versorgung jenseits der klassischen Dichotomie »Arzt/Krankenhaus« ausprobieren sollten. Seit dem Jahr 2004 wurden weitere Formen der sogenannten Integrierten Versorgung ermöglicht, die teilweise finanziell begünstigt wurden und zu Lasten der herkömmlichen Versorgung gingen. Offen ist, ob sektorale Grenzen zwischen den verschiedenen Formen der Leistungserbringung überwunden werden. Darüber hinaus gilt es zu prüfen, ob sich die handelnden Akteure auf die bisher bekannten typischen Leistungserbringer beschränken oder ein weiterer Akteur in Abwandlung zu HMO bzw. Managed Care die Verknüpfung von Leistungserbringer- und Versichererseite bewerkstelligt. Nach § 140 b SGB V sind sogenannte Managementgesellschaften berechtigt, Verträge mit Krankenkassen zu schließen, in denen gegen Entgelt die medizinische Versorgung bestimmter Patientengruppen übernommen wird. Die Managementgesellschaft selbst geht mit

Leistungsanbietern Vereinbarungen über die Behandlung der vereinbarten Personengruppen ein. Aus ökonomischer Sicht versucht man somit, die Probleme des externen moralischen Risikos durch Hinzufügen eines weiteren Akteurs zu lösen.

Das Hinzutreten der Managementgesellschaft könnte vorteilhaft sein, weil sie bestehende Anreiz- und Kontrollprobleme zumindest reduziert. Die Managementgesellschaft kann ferner einerseits Sektorgrenzen überwinden, die ohne sie nicht überwindbar wären. Sie könnten über die üblichen Behandlungsgrenzen hinausgehen und bis zu einer allumfassenden Behandlung aller denkbaren Erkrankungen aus einer Hand kommen; ökonomisch gesprochen handelt es sich hier um die Realisierung von Verbund- und Größenvorteilen. Managementgesellschaften könnten durch ihren integrierten Ansatz die medizinische Qualität verbessern. Höhere medizinische Qualität meint nicht, dass die bisherigen Leistungserbringer das medizinisch Erforderliche vernachlässigen. Bessere Versorgung könnte jedoch möglich werden, indem Reibungsverluste zwischen verschiedenen Leistungsanbietern systematisch unterdrückt oder Vorteile durch eine ganzheitliche, langfristige Betreuung der Patienten erzeugt werden. Letzteres könnte sich auch auf das Feld der Prävention erstrecken. Managementgesellschaften sind aber auch mit gesellschaftlichen Kosten verbunden, da sie Gewinnerwartungen haben, eigene Firmenstrukturen aufbauen sowie Verträge mit Krankenkassen und Leistungsanbietern aushandeln und schließen. Dies kann man als Transaktionskosten des neuen Players »Managementgesellschaft« auffassen. Erfolgreiche Managementgesellschaften, d. h. diejenigen, die geringere Kosten im Gesundheitswesen verursachen, haben in unserem Gesundheitssystem ein Problem: Da grundsätzlich nur Kosten erstattet werden sollen, sinkt der Erstattungsbetrag aus dem Gesundheitssystem für Managementgesellschaften; erfolgreiche Managementgesellschaften »kannibalisieren« ihre eigene Geschäftsidee.

Die aufgeworfenen Fragen zu dem neuen Player Managementgesellschaften werden in diesem Beitrag mit Hilfe der modernen Mikroökonomik beantwortet. Kapitel 4.2 beschreibt die Veränderung des Problems des externen moralischen Risikos durch Managementgesellschaften. Potenzielle Größen- und Verbundvorteile des vierten »Spielers« werden im Kapitel 4.3 diskutiert. In Kapitel 4.4 wird eine modelltheoretische Analyse des Qualitätsthemas vorgestellt. Transaktionskosten der Managementgesellschaft werden systematisch in Kapitel 4.5 herausgearbeitet. Die Ergebnisse des Aufsatzes finden sich zusammenfassend im sechsten Kapitel in Verbindung mit dem gesundheits- bzw. wirtschaftspolitischen Szenario eines erfolgreichen vierten Spielers wieder.

4.2 Externes moralisches Risiko und Managementgesellschaften

Die grundsätzliche Problematik im Leistungserstellungsprozess des Gesundheitssystems ergibt sich mikroökonomisch gesehen daraus, dass Leistungserbringer einen Anreiz haben, zu hohe Kosten zu erzeugen. Modelltheoretisch schließt der Versicherungsnehmer einen Vertrag mit der Krankenversicherung, um das finanzielle Risiko einer Erkrankung auf den Versicherer zu übertragen (▶ Abb. 4.1). Hierzu entrichtet er regelmäßig eine Prämie. Die Krankenversicherung versucht, möglichst gleichartige Versicherungsnehmer zu einer Kohorte zusammenzufassen und unter Anwendung des Gesetzes der großen Zahl risikogerechte Prämien entsprechend dem Schadenserwartungswert zu bilden. Hinzu kommen kalkulatorisch Zuschläge für Verwaltung und Vertrieb, gegebenenfalls Gewinn. Der Versicherer ist verpflichtet, Aufwendungen der Leistungserbringer zu ersetzen, soweit sie medizinisch notwendig sind. Die Frage nach der medizinischen Notwendigkeit wird jedoch in aller Regel durch den Leistungserbringer entschieden. Den meisten Versicherungsnehmern fehlt es zumeist am medizinischen Sachverstand, um die Notwendigkeit der Leistung sachgerecht beurteilen zu können. Solange er im Leistungsfall nicht an den Kosten der Leistung beteiligt wird, hat er keinen finanziellen Anreiz, die Leistungserbringung zu verhindern. Im Gegenteil: Falls der Versicherungsnehmer ein hohes Maß an medizinischer Versorgung für seine Gesundung als förderlich ansieht, strebt er eine Ausweitung der Leistungserbringung an. Immer wenn die Leistungserbringer ihre wirtschaftliche Situation durch vermehrte Leistungen verbessern können, d. h. wenn die zusätzlichen Kosten der Leistung geringer sind als die Erstattungen, entsteht ein Fehlanreiz. Dies bezeichnet man als externes moralisches Risiko.[1] Da insbesondere für die meisten Leistungsanbieter die Ausgaben für Personal, Apparate und Labore überwiegend fixe Kosten darstellen und somit nur geringe Kostenbestandteile variable Kosten sind, besteht ein hohes externes moralisches Risiko.

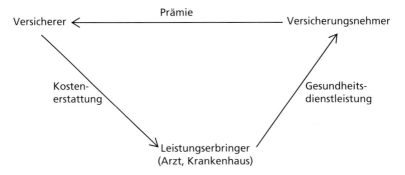

Abb. 4.1: Externes moralisches Risiko im Gesundheitswesen
Quelle: Eigene Darstellung.

Eine Managementgesellschaft würde als weiterer Akteur im Gesundheitswesen hinzukommen, um durch geeignete institutionelle Arrangements die Leistungserbringung zu verbessern (▶ **Abb. 4.2**). Die Managementgesellschaft schließt einen Vertrag mit dem Versicherer, wonach einzelne Patientengruppen nicht durch die von der Krankenversicherung honorierten Leistungserbringer versorgt werden, sondern die Managementgesellschaft die Versorgungspflicht übernimmt. Hierzu erhält die Gesellschaft ein Honorar, das in der Regel einen Festbetrag umfasst und für einen bestimmten Zeitraum greift. Die Managementgesellschaft kann nur rentabel arbeiten, wenn sie die Leistungserbringung

---

1 Fehlanreiz zur übermäßigen Versicherungsnachfrage geht hier nicht wie bei moralischem Risiko typischerweise vom Versicherten, sondern von einem Externen, dem Leistungsanbieter, aus.

zu geringeren Kosten als das vereinbarte Honorar erfüllen kann. Geringere Kosten können entstehen, weil Managementgesellschaften a) Größen- und Verbundvorteile realisieren können (▶ Kap. 4.3) oder b) Leistungserbringer besser überwachen oder motivieren können. Eine bessere Überwachung kann mit höherer Sachkenntnis oder geringeren institutionellen Beschränkung der Überwachung einhergehen. Bessere Motivation wird vermutlich mit geeigneteren monetären Anreizsystemen umzusetzen sein.

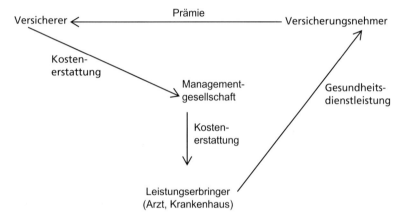

Abb. 4.2: Managementgesellschaften als Lösungen für externes moralisches Risiko
Quelle: Eigene Darstellung.

Insofern stünden Managementgesellschaften bessere Instrumente zur Eingrenzung des Problems des externen moralischen Risikos zur Verfügung. Letztlich ist es eine empirisch zu beantwortende Frage, ob Managementgesellschaften im Allgemeinen das externe moralische Risiko besser lösen als die konventionelle Versorgung.

4.3 Größen- und Verbundvorteile durch Managementgesellschaften

Steigende Mengeneinheiten eines Gutes oder eine Verbreiterung der Angebotspalette können dazu führen, dass Unternehmen mit geringeren Durchschnittskosten produzieren können. Die Größe des Unternehmens wird zum Effizienzfaktor. In Abbildung 4.3 erkennt man entlang der beiden Mengenachsen X und Y, dass die jeweiligen Kosten der Produktion langsam ansteigen. Die Durchschnittskosten ergeben sich aus der Steigung der Ursprungsgeraden an einem beliebigen Punkt der beiden Kostenverläufe 0A bzw. 0B: Die Gesamtkosten $K(X^A,0)$ dividiert durch die Menge X^A bzw. die Gesamtkosten $K(0, X^B)$ durch die Menge X^B stellen die jeweiligen Durchschnittskosten dar. Je größer die produzierten Mengen, umso geringer verläuft die Steigung der Ursprungsgerade; die Durchschnittskosten fallen. Mit anderen Worten: Es zahlt sich aus, größere Mengeneinheiten zu produzieren (Größenvorteil). Verliefen die Kostenverläufe 0A oder 0B linear (zunehmend), wären die Durchschnittskosten konstant (ansteigend). Größe spielt keine Rolle bzw. ist ein Nachteil. Möglicherweise ist es auch kostengünstiger, nicht nur ein Gut zu produzieren, sondern mehrere Güter gemeinsam herzustellen (Mengen X^C und Y^C). Folglich wölbt sich das Kostengebirge nach unten; Verbundvorteile werden realisiert. Verbundnachteile wären mit einem nach oben gewölbten Kostengebirge verbunden.

Für die Bereitstellung medizinischer Leistungen können folgende Argumente für Größen- und Verbundvorteile sprechen:

• Jede weitere Behandlung eines Patienten mit der gleichen Erkrankung kann mit geringeren Durchschnittskosten im Krankenhaus oder vom Arzt erbracht werden, weil bestehende Apparate sich eher amortisieren, vorhandenes Personal spezialisierter eingesetzt wird und Komplikationen besser bewältigt werden können. Diese indikationsbezogenen Vorteile auf der Ebene des einzelnen Leistungserbringers bezeichne ich als medizinische Größenvorteile erster Art. Vorteile erster Art sollten in einem Land wie Deutschland weitgehend ausgeschöpft sein, da sich entsprechende Versorgungsstrukturen zumindest auf der ambulanten Ebene im Wettbewerb herausgebildet haben.

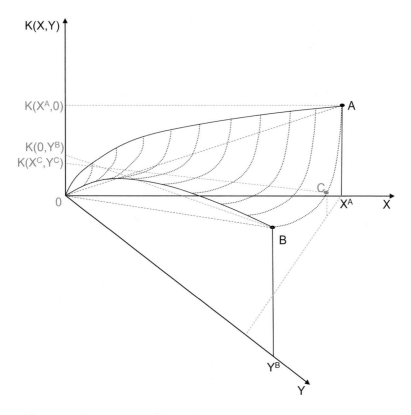

Abb. 4.3: Größen- und Verbundvorteile
Quelle: Eigene Darstellung.

Bei Krankenhäusern mag die staatliche Bedarfsplanung vereinzelt zu falschen Entscheidungen geführt haben. Eine weitere Realisierung von Größenvorteilen scheitert vermutlich am Prinzip der wohnortnahen Versorgung.

• Größenvorteile könnten sich einstellen, wenn Leistungserbringer ihre Sichtweise über eine Indikation sukzessive ausweiten. Durch eine ganzheitliche Behandlung werden wechselseitige Einflüsse besser erkannt, Doppeluntersuchungen möglicherweise vermieden und bestehende Ressourcen effektiver eingesetzt. Diese, als medizinische

Größenvorteile zweiter Art bezeichneten Vorteile könnten auch von Managementgesellschaften gehoben werden, wenn sie sich weniger auf einzelne Krankheitsbilder, sondern mehr auf die Gesamtbehandlung konzentrieren.

- Verbundvorteile im Gesundheitswesen entstehen, wenn Behandlungen über sektorale Grenzen hinweg erfolgen, z. B. zwischen Arzt und Krankenhaus, vorgelagert bis zur Prävention sowie nachgelagert bis zur Pflege und zum Sanitätshaus. Unter Beachtung medizinischer Erfordernisse kommt es bei diesen Verbundvorteilen darauf an, die jeweils kostengünstigere sektorale Stufe auszuwählen. Managementgesellschaften könnten hier erfolgreich sein, wenn sie unnötige Sektorgrenzen beseitigen bzw. neue Modelle sektoraler Arbeitsteilung entwickeln.

Letztendlich muss empirisch geprüft werden, ob Managementgesellschaften trotz vielfältiger institutioneller Hemmnisse in der Lage sind, medizinische Größenvorteile zweiter Art sowie Verbundvorteile zu erkennen und umzusetzen.

4.4 Qualitätsverbesserungen mit Hilfe von Managementgesellschaften

Medizinische Qualität erster Art kann sich darauf beziehen, dass entsprechend dem aktuellen Stand der Heilkunst behandelt wird. Ein Unterschreiten dieser Standards wäre mit einer arztrechtlichen Haftung verbunden. Für die Frage der Reichweite von Managementgesellschaften soll unterstellt werden, dass derartige Qualitätsunterschreitungen irrelevant sind. Denkbar wäre jedoch, dass insbesondere durch eine bessere sektorale Vernetzung oder Indikationserweiterung die medizinische Qualität weiter ansteigt, weil beispielsweise Fehlentwicklungen früher erkannt oder unnötige Parallelprozesse vermieden werden. Dies bezeichne ich als medizinische Qualität zweiter Art. Eine weitere Qualitätsdimension könnte in der Annehmlichkeit der Leistungserbringung liegen, z. B. hohe lokale Erreichbarkeit, Freundlichkeit, vertrauensvoller Umgang mit Patienten etc. Abbildung 4.4 greift Annehmlichkeit und medizinische Qualität zweiter Art als Dimensionen der beiden Achsen des Koordinatenkreuzes auf. Die Ursprungsgerade Arzt beschreibt denkbare Kombinationen von Annehmlichkeit und medizinischer Qualität, wie sie typischerweise von einem niedergelassenen Arzt bei einer bestimmten medizinischen Indikation erbracht werden. Der Strahl Krankenhäuser zeigt entsprechende Qualitätsmöglichkeiten der stationären Behandlung auf. Die höhere Steigung der Arztgeraden im Vergleich zum Krankenhaus deutet an, dass der Arzt Vorteile bei der Annehmlichkeit hat, das Krankenhaus jedoch besser bei der medizinischen Qualität abschneidet. Jede Arzteinheit kostet einen bestimmten, relativ geringen Betrag, so dass die Kombinationen A_1, A_2, A_3 etc. theoretisch möglich sind. Gesundheitsdienstleistungen des Krankenhauses ermöglichen eher höhere medizinische Qualität zweiter Art und weniger Annehmlichkeit; die Krankenhausgerade verläuft flacher. Da Krankenhausaufenthalte teuer sind, liegen die Kombinationen KKH_1, KKH_2 etc. weiter entfernt vom Ursprung. Die Patienten bewerten verschiedene Kombinationen von Annehmlichkeit und medizinischer Qualität, z. B. die Kombinationen 1 und 2 mit einem bestimmten Nutzenniveau, der Indifferenzkurve U_3. Jede weiter vom Ursprung entfernte Indifferenzkurve impliziert ein höheres Nutzenniveau. Bei einem gegebenen Budget sollen maximal nur die Kombinationen A_3 und KKH_1 möglich sein. Unter Beachtung dieser Budgetbeschränkung wählt der Patient die Arztleistung A_3, da dort sein Nutzen mit U_4 maximiert wird.

Eine Managementgesellschaft könnte eine medizinische Dienstleistung bereitstellen, die tendenziell eine höhere Annehmlichkeit als das Krankenhaus und eine höhere medizinische Qualität zweiter Art als der Arzt aufweist. Folglich ergibt sich die eingezeichnete Ursprungsgerade Managementgesellschaft. Kombiniert mit den Kosten ergeben sich als Wahloptionen MG_1, MG_2 und maximal MG_3. Gemäß Abbildung 4.4 wäre durch das Hinzutreten der Managementgesellschaft der Handlungsraum für den Patienten größer geworden, so dass er die Managementgesellschaft mit MG_3 wählen würde. In diesem Fall würde weder die ärztliche Leistung noch das Krankenhaus in Anspruch genommen. Allerdings setzt sich die Managementgesellschaft nur durch, wenn sie eine neuartige Kombination von *Gesundheitsdienstleistungseigenschaften* entwickelt und dabei die Kosten entsprechend »im Griff« hat.

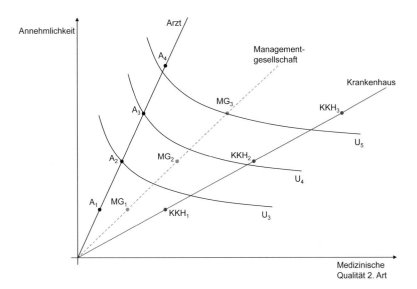

Abb. 4.4: Qualitätswettbewerb im Gesundheitssystem
Quelle: Eigene Darstellung.

Höhere Kosten ihrerseits würden die Punkte MG_1, MG_2, MG_3 etc. entlang der Ursprungsgeraden Managementgesellschaft nach außen schieben, wodurch wahrscheinlich wieder A_3 die beste Alternative wäre.

Anhand der beispielhaft ausgewählten medizinischen Qualitätsdimensionen Annehmlichkeit und medizinische Qualität zweiter Art zeigt sich, dass der Erfolg von Managementgesellschaften von zwei Faktoren abhängt. Zum einen müssen sie ein neuartiges Qualitätsbündel entwickeln; zum anderen müssen diese unter Berücksichtigung der Qualitätsaspekte (relativ) kostengünstiger sein.

4.5 Transaktionskosten der Managementgesellschaften

Wie bereits beschrieben, müssen Managementgesellschaften Verträge einerseits mit dem Krankenversicherer schließen, um eine Kostenerstattung für die zu übernehmende Behandlung zu erhalten. Andererseits treffen sie Vereinbarungen mit den Leistungsanbietern, um die zugesagte Versorgung sicherzustellen, mit anderen Worten: Management-gesellschaften nutzen in zweifacher Weise den Marktmechanismus für ihre Zwecke.

Die Nutzung von Märkten ist allgemein mit Kosten verbunden, die vor (ex ante) oder nach Vertragsschluss (ex post) auftreten können (▶ Abb. 4.5). Vor Vertragsschluss geht es darum, dass sich die Akteure als mögliche Vertragspartner wahrnehmen können. Hierzu kann es zu einem erheblichen Ressourcenverzehr in Form von Anbahnungskosten kommen, insbesondere wenn der Markt sehr unübersichtlich ist oder die Marktpartner qualitativ nur schwer eingeschätzt werden können. Alle Aufwendungen, die mit dem potenziellen Partner bis zum Vertrags-schluss entstehen, bezeichnet man als Vereinbarungskosten. Nach Ver-tragsschluss gilt es zu prüfen, ob die vereinbarten Regeln eingehalten werden. Je komplexer die Vertragsinhalte, umso höhere Kontrollkosten fallen an. Wird der Vertrag gebrochen, muss eine Vertragspartei nach Ersatzlösungen suchen, was sehr aufwändige Anpassungskosten nach sich ziehen kann.

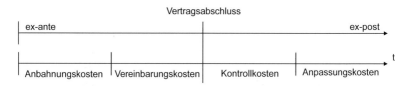

Abb. 4.5: Transaktionskosten
Quelle: Eigene Darstellung.

Bei Managementgesellschaften ist denkbar, dass sie mit erheblichen Transaktionskosten konfrontiert werden:

- Die Managementgesellschaft muss herausfinden, mit welcher Kran-kenversicherung ein Vertrag möglich wäre und welche Leistungser-bringer dann für die Versorgung unter Vertrag genommen werden könnten. Beides wird nur bei sehr guter Kenntnis des Gesundheitsmarktes und seiner Akteure gelingen. Insofern dürften Anbahnungskosten eine nicht unerhebliche Rolle spielen.

- Soll es zu einer Vereinbarung kommen, muss klar geregelt werden, welche Patienten, mit welchen Erkrankungen, in welcher Region und für welchen Zeitraum einbezogen werden sollen. Simultan hierzu muss die Managementgesellschaft zu Vertragsschlüssen mit den Leistungsanbietern kommen. Diese beiden Schritte sind vermutlich mit bedeutsamen Vereinbarungskosten verbunden.

- Nach Vertragsschluss muss die Managementgesellschaft vor allem prüfen, ob die Leistungserbringer die erwünschte Versorgung quantitativ und qualitativ erbracht haben. Dies ist insofern sehr wichtig, da Patienten zumindest im Vorfeld die freie Entscheidung haben, in dieses Versorgungskonzept einzusteigen; nur im Falle hoher Reputation wird eine positive Akzeptanz zu erwarten sein. Insofern kann ein gravierender Kontrollaufwand nicht ausgeschlossen werden.

- Wird keine akzeptable Leistungsqualität erbracht, ist die Managementgesellschaft vermutlich verpflichtet, für Abhilfe zu sorgen. Alternative Bereitstellungsstrukturen sind u. U. gar nicht vorhanden oder nur unter sehr hohen Kosten realisierbar; die Anpassungskosten fallen hoch aus.

Managementgesellschaften müssen somit ex ante an zwei »Fronten« mit Transaktionskosten rechnen. Ex post hängt es vor allem von der Qualität der Leistungserbringer ab, ob aufwändige Kontrollen oder eine Anpassung stattfinden müssen. Im weiteren Sinne zu den Transaktionskosten gehören auch die zu befriedigende Gewinnerwartungen der Managementgesellschaften.

4.6 Erfolgreiche Managementgesellschaften im Hamsterrad der Gesundheitspolitik

Managementgesellschaften als neue Player könnten erfolgreich sein, wenn es ihnen besser als den bisherigen Akteuren gelingt, das Problem des externen moralischen Risikos zu lösen, Größen- und Verbundvorteile zu realisieren und/oder attraktive Qualitäts-/Kostenkombinationen zu schnüren. Da Managementgesellschaften ihre Leistungen in einer zweifachen Marktinteraktion erbringen, sind sie möglicherweise mit bedeutsamen Ex-ante- und Ex-post-Transaktionskosten konfrontiert. Diese und damit einhergehende Gewinne sind die gesellschaftlichen Kosten des neuen Players »Managementgesellschaft«. Es ist eine empirisch zu beantwortende Frage, ob die Vorteile die Kostennachteile überwiegen und damit mehr Effektivität und/oder (relativ) geringere Kosten entstehen. In diesem Sinne erfolgreiche Managementgesellschaften müssten jedoch dazu führen, dass der Gesetzgeber aufgrund geringerer Kosten geringere Kostenerstattungen zugesteht; das Geschäftsmodell der Managementgesellschaft würde erodieren. Um eine solche Innovation nicht im Hamsterrad bürokratischer Gesundheitspolitik müde laufen zu lassen, bedarf es neuer Ideen aus der Wissenschaft, wie zumindest für eine hinreichende Frist derartige Innovationsrenten geschützt werden können.

5 Führt Privatisierung zu einer Schwächung des Engagements der freigemeinnützigen Träger?

Wolfram Beins

In der Diskussion um die Privatisierung im Gesundheitswesen wird immer wieder die Rolle der freigemeinnützigen Träger hinterfragt. Sie sind traditionell ein wesentlicher Akteur in der Sicherung des deutschen Sozialstaates. Mit Veränderung der sozialen Sicherungssysteme sind auch die freigemeinnützigen Träger aufgefordert, ihre Angebote und Dienstleistungen einem Wandel zu unterwerfen. Staatliche Unterstützungsleistungen werden zurückgefahren, der Wettbewerb nimmt an Bedeutung zu und die gesetzliche Kranken- und Pflegeversicherung stellt angesichts eigener Finanznöte härtere Bedingungen an die Leistungserbringer. Gleichzeitig steigt aufgrund des demografischen Wandels und zunehmend verschärfter sozialer Risiken der Bedarf an sozialen und Gesundheitsdienstleistungen. Sind die freigemeinnützigen Träger diesen Herausforderungen bei einer sich dynamisch entwickelnden privaten Konkurrenz gewachsen?

5.1 Die Bedeutung der freigemeinnützigen Träger

Unter dem Begriff freigemeinnützige Träger werden vorrangig die Träger der Freien Wohlfahrtspflege in Deutschland und zusätzlich auch Stiftungen und Religionsgemeinschaften des öffentlichen Rechts zusammengefasst. Die Freie Wohlfahrtspflege wird repräsentiert durch die Spitzenverbände

- Arbeiterwohlfahrt,
- Deutscher Caritasverband,
- Der Paritätische,

- Deutsches Rotes Kreuz,
- Diakonisches Werk der EKD und die
- Zentralwohlfahrtsstelle der Juden in Deutschland.

Das Miteinander der öffentlichen (staatlichen und kommunalen) und der Freien Wohlfahrtspflege ist im weltweiten Vergleich in Deutschland einzigartig geregelt. Das Sozialstaatsprinzip in Art. 20 Abs. 1 des Grundgesetzes der Bundesrepublik Deutschland hat die Verwirklichung sozialer Gerechtigkeit zum Ziel und schafft darüber die Voraussetzung für die Würde des Menschen und seine rechtsstaatliche Freiheit. Der Staat hat dem Einzelnen Hilfe sowie für benachteiligte Gruppen und Einzelpersonen einen sozialen Ausgleich zu gewähren. An der Verwirklichung einer gerechten Sozialordnung sind alle gesellschaftlichen Kräfte beteiligt. Dazu gehört insbesondere auch die Freie Wohlfahrtspflege, sie wird als eine der tragenden Säulen im Sozialstaat hervorgehoben.

Die partnerschaftliche Zusammenarbeit von Trägern öffentlicher und freier Wohlfahrtspflege ist durch die deutschen Sozialgesetzbücher gesetzlich geregelt. Grundlage dieser Zusammenarbeit, soweit sie durch öffentliche und freie Träger erbracht wird, ist das Subsidiaritätsprinzip. Soweit der Einzelne, die Familie oder Gruppen und Körperschaften ihre Angelegenheiten aus eigener Kraft regeln können, soll sich der Staat zurückhalten. Das schließt allerdings die staatliche Pflicht mit ein, die kleineren Einheiten falls nötig so zu stärken, dass sie entsprechend tätig werden können (BAGFW 2012).

Die Freie Wohlfahrtspflege mit ihren Spitzenverbänden, die auf eine zum Teil mehr als einhundert Jahre währende Tradition zurückblicken kann, ist aufgrund ihrer Leistungen für das Gemeinwesen als wichtiger Bestandteil des Sozialstaats anerkannt. In den Einrichtungen und Diensten der Wohlfahrtsverbände leisten mehr als zwei Millionen Menschen engagierte Hilfe. Allein der Deutsche Caritasverband und das Diakonische Werk sind zusammengenommen in den vergangenen Jahrzehnten zum weltweit größten privaten Arbeitgeber aufgestiegen. Im Bereich der christlichen Wohlfahrtspflege werden bei mehr als 1,5 Millionen Beschäftigten jährlich rund 45 Milliarden Euro umgesetzt (ver.di. 2005). Damit stellen die freigemeinnützigen Träger in ihrer Gesamtheit ein hohes sozialwirtschaftliches Potenzial. Der Wirtschaftsfaktor der Freien

Wohlfahrtspflege ist damit insgesamt höher zu bewerten als manches DAX-Unternehmen. Allerdings kann man die Freie Wohlfahrtspflege nicht als einheitlichen Konzern betrachten. Vielmehr handelt es sich um äußerst heterogene Strukturen, ohne stringente hierarchische Steuerung. Am besten lassen sich die Verbände als Zusammenschlüsse vieler einzelner Träger charakterisieren (Falter 2010).

Auch gibt es für Einrichtungen der Freien Wohlfahrtspflege im Vergleich zu privatwirtschaftlichen Unternehmen Besonderheiten, die vor allem aus der Gemeinnützigkeit resultieren. Sie sind von der Körperschafts- und Gewerbesteuer befreit und unterliegen bei Zweckbetrieben lediglich dem reduzierten Umsatzsteuersatz.[1] Außerdem verfügen manche der Verbände aus der Nähe zur Kirche über Zusatzeinnahmen durch kirchliche Zuwendungen.

Die Tätigkeitsfelder der Freien Wohlfahrtspflege finden sich einerseits in sog. marktnahen Bereichen, in denen Entgelte erzielt werden wie bspw. in der Gesundheits- und Altenhilfe und in Ansätzen auch in der Jugendhilfe. Andererseits sind sie in marktfernen Bereichen aktiv wie bspw. in Beratungsstellen, Selbsthilfegruppen und Gruppen des bürgerlichen Engagements. Für diese Angebote erhalten die Einrichtungen keine mit Marktpreisen vergleichbaren Entgelte. Vielmehr ist die Freie Wohlfahrtspflege hier auf Zuwendungen und Spenden angewiesen. Gerade in diesen Bereichen leistet sie wertvolle Arbeit für das Sozialkapital in Deutschland (Falter 2010).

Das Engagement der Spitzenverbände der Freien Wohlfahrtspflege ist unterschiedlich ausgeprägt.

---

1 Spezielle Einrichtungen wie Krankenhäuser oder Pflegeeinrichtungen, bei denen mehr als 40 % der Betreuungs- oder Pflegekosten von gesetzlichen Trägern übernommen werden, sind indes auch ohne Gemeinnützigkeit von der Umsatzsteuer befreit.

Arbeiterwohlfahrt (AWO)

Die Arbeiterwohlfahrt mit Sitz in Berlin wurde 1919 in der Tradition der sozialdemokratischen Arbeiterbewegung gegründet, 1933 von den Nationalsozialisten aufgelöst, verboten und enteignet. Nach Ende des 2. Weltkriegs wurde sie im östlichen Teil Deutschlands und nach 1961 in Berlin-Ost nicht mehr zugelassen. 1990, 57 Jahre nach ihrem Verbot, konnte sie dort noch zu DDR-Zeiten wiedergegründet werden, und seit der Wiedervereinigung ist die Arbeiterwohlfahrt von neuem im gesamten Bundesgebiet tätig (Fröhlich und Danco 1990). Heute beschäftigt die AWO ca. 165.000 hauptamtliche Mitarbeiter sowie ca. 70.000 ehrenamtliche Mitarbeiter und Helfer. Sie ist Träger von über 14.000 Einrichtungen und Diensten mit insgesamt über 330.000 Betten oder Plätzen, darunter 798 sozialpflegerische Dienste, 93 Einrichtungen der Gesundheitshilfe einschließlich Erholungs- und Kurheimen sowie über 900 Altenheime, Altenpflegeheime, Altenwohnheime, Tagespflegeheime und 350 Heime und Wohngemeinschaften für behinderte und psychisch kranke Menschen (AWO 2009).

Deutscher Caritasverband (DCV)

Der Deutsche Caritasverband mit Sitz in Freiburg wurde 1897 gegründet. Er ist der Wohlfahrtsverband der katholischen Kirche in Deutschland und umfasst 27 Diözesan-Caritasverbände mit 540 Dekanats-, Bezirks-, Kreis- und Orts-Caritasverbänden, 260 caritative Ordensgemeinschaften und 19 Fachverbände.

Der DCV beschäftigt über 507.000 hauptamtliche Mitarbeiter, unterstützt von etwa 500.000 ehrenamtlich Tätigen. Nach Aussagen der Einrichtungsstatistik 2008 sind der Caritas in Deutschland insgesamt 24.373 Einrichtungen und Dienste angeschlossen. Zusammen stellen diese über eine Millionen Plätze bzw. Betten zur Verfügung. Die Dienste und Einrichtungen befinden sich in der Trägerschaft von etwa 9.300 Rechtsträgern der Caritas (DCV 2012).

Paritätischer Wohlfahrtsverband (DER PARITÄTISCHE)

Der PARITÄTISCHE mit Sitz in Berlin wurde Anfang der 20er Jahre im vorigen Jahrhundert als wirtschaftlicher Zweckverband von 23 Krankenhäusern gegründet und hat sich seitdem zu einem Spitzenverband der Freien Wohlfahrtspflege entwickelt – 10.000 Organisationen und Initiativen des gesamten Spektrums der sozialen Arbeit gehören heute dem Paritätischen Wohlfahrtsverband an (Der Paritätische 2009). In den Fachbereichen des Paritätischen werden u. a. 6.700 Einrichtungen der Kinder- und Jugendhilfe, 3.000 Einrichtungen für chronisch kranke und behinderte Menschen und 60 Krankenhäuser repräsentiert (Der Paritätische 2012).

Deutsches Rotes Kreuz (DRK)

Das Deutsche Rote Kreuz mit Sitz in Berlin besteht aus 19 Landesverbänden mit mehr als 600 Kreisverbänden. 1863 wurde in Genf das Rote Kreuz ins Leben gerufen. Im selben Jahr wurde die erste Rotkreuzgemeinschaft in einem deutschen Land gegründet: der Württembergische Sanitätsverein in Stuttgart. Das Deutsche Rote Kreuz in der Bundesrepublik Deutschland wurde 1950 gegründet; 1991 ermöglichte die Einigung Deutschlands den Beitritt der fünf DRK-Landesverbände im Gebiet der ehemaligen DDR.

Neben vielen ehrenamtlichen Gemeinschaften im Rettungs- und Gesundheitswesen wie bspw. die Bergwacht, die Wasserwacht und die Rettungsbereitschaften, betreibt das DRK eine Vielzahl Altenheime, ambulanter Pflegedienste und auch einige Krankenhäuser (DRK 2011).

Diakonisches Werk der Evangelischen Kirche in Deutschland (DW)

Das Diakonische Werk der Evangelischen Kirche in Deutschland mit Sitz in Berlin ist Dachverband der Diakonischen Werke der 24 Landeskirchen der EKD, der neun Freikirchen mit ihren diakonischen Einrichtungen sowie von rund 100 Fachverbänden der verschiedensten

Arbeitsfelder. Diese Mitglieder repräsentieren etwa 20.000 selbständige Einrichtungen unterschiedlicher Größe und Rechtsformen, in denen über 450.000 hauptamtliche Mitarbeiterinnen und Mitarbeiter beschäftigt sind. Mitgetragen wird die diakonische Arbeit von den rund 18.000 Gemeinden der Landes- und Freikirchen, in denen Hunderttausende ehrenamtliche Mitarbeiterinnen und Mitarbeiter tätig sind. Das DW unterhält u. a. 1.270 Einrichtungen der Krankenhilfe, 11.300 Einrichtungen der Jugendhilfe, 3.040 Einrichtungen der Altenhilfe und 2.707 Einrichtungen der Behindertenhilfe.

Zentralwohlfahrtsstelle der Juden in Deutschland (ZWST)

Die Zentralwohlfahrtsstelle der deutschen Juden mit Sitz in Frankfurt am Main wurde 1917 als Dachverband für jüdische Organisationen und Wohlfahrtseinrichtungen gegründet. Unter der Herrschaft des Nationalsozialismus wurde die ZWST zwangsaufgelöst. Im Jahre 1952 wurde der Verband als Zentralwohlfahrtsstelle der Juden in Deutschland wiedergegründet und arbeitet im Dienste der jüdischen Gemeinden und Landesverbände. Das Spektrum der sozialen Arbeit umfasst u. a. Betreuung und Beratung in den örtlichen jüdischen Gemeinden, Erholungsreisen für Senioren sowie für Kinder und Jugendliche und Fortbildungen für Mitarbeiter der sozialen Dienste (BAGFW).

5.2 Das Engagement der freigemeinnützigen Träger im Gesundheitswesen

Die herausragende Rolle der Freien Wohlfahrtspflege in der Gestaltung des Sozialstaates bildet sich auch im Gesundheitswesen ab. Mit einem hohen Anteil stationärer Einrichtungen der Gesundheitshilfe hat sich die Freie Wohlfahrtspflege als zweitgrößter Krankenhausträger fest etabliert (▶ Tab. 5.1). Der allgemeine Trend der Reduzierung von Akut-Krankenhäusern wurde von den freigemeinnützigen Trägern mit einem Ausbau von Fachkrankenhäusern kompensiert, so dass sie insgesamt in den letzten 27 Jahren die Anzahl der stationären Einrichtungen ausbauen konnte (Gesundheitsberichterstattung des Bundes 2011).

Tab. 5.1: Krankenhauseinrichtungen der Gesundheitshilfe nach Einrichtungstyp

Stationäre Krankenhauseinrichtungen	Jahr				
	1981	1990	2000	2004	2008
Allgemeine (Akut-)Krankenhäuser	695	629	631	589	568
Fachkrankenhäuser	278	370	395	392	353
Kurkliniken und Sanatorien	45	87	44	-	-
Nachsorgeeinrichtungen für suchtkranke Menschen	-	-	-	168	169
Stationäre Hospize	-	-	-	66	121
Stationäre Einrichtungen für chronischmehrfach beeinträchtigte Abhängigkeitskranke	-	-	-	52	60
Stationäre Vorsorge- und Rehabilitationseinrichtungen	-	-	157	155	180
Stationäre Einrichtungen der Gesundheitshilfe gesamt	1.018	1.086	1.227	1.422	1.451

Quelle: Gesundheitsberichterstattung des Bundes 2011

Weitaus deutlicher fällt das Engagement der Freien Wohlfahrtspflege in relevanten angrenzenden Bereichen aus. Beispielhaft sei hier auf die Einrichtungen der Behindertenhilfe und für Menschen mit psychischen Erkrankungen hingewiesen (► Tab. 5.2). Deren Anzahl wurde innerhalb von 27 Jahren mehr als verdreifacht (Gesundheitsberichterstattung des Bundes 2011).

Anders gestaltet sich die Entwicklung bei den ambulanten Pflegediensten. In diesem Versorgungsbereich hat die Freie Wohlfahrtspflege, bezogen auf die Anzahl der Einrichtungen und Dienste, innerhalb von zehn Jahren einen Einbruch von ca. 13 % erfahren (Gesundheitsberichterstattung des Bundes 2011).

Tab. 5.2: Einrichtung der Hilfe für Menschen mit Behinderung und psychischen Erkrankungen

	Jahr				
	1981	1990	2000	2004	2008
Stationäre Einrichtungen	914	1.887	3.756	5.947	5.978
Tageseinrichtungen	1.443	1.733	2.829	4.056	4.343
Beratungsstellen/ambulante Dienste/Integrationsfachdienste	2.270	4.502	5.864	4.282	5.044
Einrichtungen gesamt	4.627	8.122	12.449	14.285	15.365

Quelle: Gesundheitsberichterstattung des Bundes 2011

5.3 Entwicklungen in der Krankenhauslandschaft

Die Zahl der Krankenhäuser in Deutschland ist von 1991 bis 2010 kontinuierlich zurückgegangen. Im Jahr 1991 waren noch 2.441 Krankenhäuser statistisch erfasst. In den folgenden 20 Jahren wurden davon 346 Häuser geschlossen (Bölt et al. 2012). Die Deutsche Krankenhausgesellschaft schätzt, dass in Deutschland bis 2014 ungefähr weitere 330 Krankenhäuser überzählig sein werden. Nach einer Berechnung der Universität Bayreuth reduziert sich die Anzahl der Krankenhäuser bis 2020 sogar auf 1.300 (Oberender 2008).

In dieser Entwicklung ist ein Anstieg des Anteils der privaten Krankenhäuser deutlich erkennbar (▶ **Abb. 5.1**). Er wuchs von 1991 bis 2010 um fast das Doppelte und wird nach Schätzungen von Oberender bis 2020 noch einmal um ca. 50 % zunehmen. Dagegen ist der Anteil der Krankenhäuser in freigemeinnütziger Trägerschaft über die Jahre seit 1991 konstant geblieben. Auch in der Prognose bis 2020 wird der Anteil der Krankenhäuser der Freien Wohlfahrtspflege kontinuierlich mit gut einem Drittel eingeschätzt (Statistisches Bundesamt 2010, Oberender 2008). Somit geht der Anstieg privater Krankenhausträgerschaften ausschließlich zu Lasten der öffentlichen Träger.

Der Anteil freigemeinnütziger Einrichtungen blieb seit 1991 weitgehend konstant
Krankenhäuser in Deutschland nach Trägerschaft (2006)

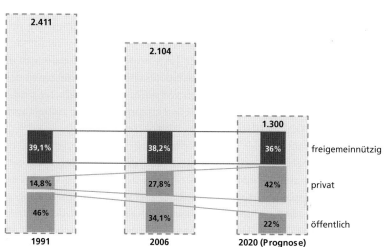

Abb. 5.1: Anteil freigemeinnütziger Einrichtungen in den letzten 20 Jahren
Quelle: Statistisches Bundesamt (2010); Berechnung Prognose: Oberender
und Partner.

5.4 Entwicklungen in der ambulanten Pflege

Im ambulanten Pflegebereich hat es eine rasante Entwicklung im Aufbau ambulanter Pflegedienste gegeben. Insbesondere brachte die Einführung der Pflegeversicherung zum 01.01.1995 eine Trendwende. Während sich die in den 1970er Jahren eingeleitete Transformation des Gemeindeschwestern-Modells in eine betrieblich organisierte Form der Leistungserbringung und die durch die Sozialstationen-Programme der Bundesländer in Gang gesetzte Expansion der ambulanten Pflege zunächst noch relativ langsam vollzog, hat sich diese Entwicklung in den 1990er Jahren beschleunigt (Deutscher Bundestag 2001). Zwischen 1993 und 1995 stieg die Zahl der Sozial- und Diakoniestationen bundesweit von ca. 4.000 auf weit über 6.000 (Vüllers-Krohn 1995). Unmittelbar vor und kurz nach Einführung der Pflegeversicherung ist die

65

Zahl der ambulanten Pflegedienste dann sprunghaft auf über 11.000 Dienste gestiegen (Statistisches Bundesamt 1998). Traditionell befand sich die überwiegende Zahl der ambulanten Pflegedienste in der Hand freigemeinnütziger Träger. Seit Einführung der Pflegeversicherung können die pflegebedürftigen Menschen relativ unabhängig von der eigenen finanziellen Lage professionelle Leistungen in Anspruch nehmen. Dadurch haben sich deutliche Verschiebungen in der Trägerlandschaft ergeben, von denen vor allem private Anbieter profitierten. Sie stellen bundesweit inzwischen knapp 60 % aller ambulanten Pflegeanbieter (Falter 2010, S. 4). Allerdings müssen hier auch Größeneffekte berücksichtigt werden. Die Einrichtungen der privaten Träger sind im Durchschnitt kleiner. Im Bereich der ambulanten Pflegedienste mit der Betreuung von bis zu 25 Pflegebedürftigen betrug der Anteil der privaten Pflegeeinrichtungen beinahe 80 %. Mit zunehmender Größe dominieren aber wieder die freigemeinnützigen Träger. Bei ambulanten Pflegediensten zwischen 50 und 100 Pflegebedürftigen beträgt ihr Anteil ca. 60 %, ab 100 Versorgten sogar 74 %. Öffentliche Träger spielen im ambulanten Pflegemarkt mit einem Anteil von 5 % lediglich eine untergeordnete Rolle (Statistisches Bundesamt 1998).

5.5 Freigemeinnützige Träger im Wettbewerb mit privaten Trägern

Die steigende Zahl von Krankenhäusern in privater Trägerschaft lässt auf den ersten Blick darauf schließen, dass die Privatisierung im Gesundheitswesen ein erfolgreiches Konzept ist.

Ihren Ausgangspunkt hat diese Entwicklung in der stärker auf Wettbewerb setzenden neoliberalen Wirtschafts- und Sozialpolitik der Bundesregierung in den 1980er Jahren, die auch eine »Ökonomisierung« des Gesundheitswesens zur Folge hatte. Seither sind in Deutschland in großem Umfang öffentliche Krankenhäuser aller Aufgabenstellungen und Größenordnungen an private Krankenhauskonzerne verkauft worden. Im weltweiten Vergleich zu vergleichbaren Industrieländern nimmt Deutschland eine Spitzenposition bei der Privatisierung ein (Stumpfögger 2009).

Die Gründe liegen vor allem in der Krankenhausfinanzierung, die in Deutschland nach wie vor hoch reguliert ist. Seit der Verabschiedung des Krankenhausfinanzierungsgesetzes (KHG) im Jahre 1972 werden das Angebot und die Investitionen der Krankenhäuser staatlich geregelt. Aufgabe des Staates ist es, für die Bevölkerung eine bedarfsgerechte Versorgung mit stationären Versorgungseinrichtungen sicherzustellen. Um dies zu gewährleisten erhalten die Bundesländer die Hoheit, die bedarfsnotwendigen Krankenhäuser in einem so genannten Landeskrankenhausplan auszuweisen. Diese haben – unabhängig von ihrer Trägerschaft – im sog. Versorgungsauftrag die Pflicht, gesetzlich Versicherte zu behandeln, und erhalten das Recht, die erbrachten Leistungen mit den Krankenkassen abzurechnen. Um die staatlichen Planvorgaben und Planungsziele durch- bzw. umzusetzen, werden die plangemäßen Investitionskosten der Krankenhäuser aus Steuermitteln der Länder gefördert. So greift der Staat über eine Investitionsmittellenkung direkt in die Versorgung ein, um seine Angebotsplanung zu realisieren.

Hier hat es in den vergangen Jahrzehnten einerseits massive Fehlplanungen gegeben, was zu einem erheblichen Bettenüberhang geführt hat. Beispielsweise kamen die Niederlande 2005 mit 3,1 Akutbetten je 1.000 Einwohner aus, in Deutschland waren es 6,4 Planbetten (DKG 2008). Andererseits hat der Rückgang der Steuereinnahmen in den Bundesländern dazu geführt, dass die notwendigen Investitionsmittel im Rahmen der Krankenhausfinanzierung nicht mehr im erforderlichen Umfang zur Verfügung stehen. Die Förderung wird zunehmend von der Haushaltslage bestimmt. Hieraus resultiert ein Investitionsstau in deutschen Krankenhäusern, der von der DKG bundesweit auf bis zu 50 Mrd. € geschätzt worden ist (DKG 2008). Durch die fehlende Investitionsförderung ist es vielen Krankenhäusern nicht möglich, dringende Rationalisierungsinvestitionen zur Senkung der Betriebskosten zu tätigen.

In der Folge sind viele öffentliche Krankenhäuser an private Träger verkauft worden, die offensiv ein lukratives »Klinik-Shopping in der Krise« betreiben (FTD 2009).

Tatsächlich ist es den privaten Trägern gelungen, defizitäre Krankenhäuser erfolgreich zu sanieren und sie wieder wettbewerbsfähig zu machen. Für Augurzky et al. (2009) sind folgende Vorteile der Krankenhäuser in privater Trägerschaft dafür ausschlaggebend:

- Ein *erfolgsorientiertes Management* erhöht den Druck auf das Management, Effizienzreserven zu heben und sich dadurch bedingten innerbetrieblichen Anpassungserfordernissen zu stellen. Die Vergütung der Mitarbeiter orientiert sich stärker an der Leistung und am betrieblichen Erfolg.

- Durch eine stärkere *Unternehmensautonomie* müssen kommunalpolitische Erwägungen in privaten Krankenhäusern nicht berücksichtigt werden, sodass betriebswirtschaftliche Optimierungen, darunter auch Rationalisierungen im Personalbereich, einfacher durchzusetzen sind.

- Die *Investitionsautonomie* der Krankenhäuser mit privater Trägerschaft ist hoch. Insbesondere wenn sie als größere Konzerne börsennotiert sind, können sie sich über Aktienemissionen oder über den Kapitalmarkt leichter Kapital beschaffen und damit Investitionen, die mit Hilfe der staatlichen Investitionsförderung nicht mehr erbracht werden, selbständig tätigen. Eine höhere Ertragskraft stärkt außerdem die Innenfinanzierung.

- Die *Wirtschaftlichkeit* der Krankenhäuser in privater Trägerschaft zeigt sich in geringeren Personal- und Sachkosten. Geringere Sachkosten erzielen viele Krankenhäuser in privater Trägerschaft oftmals dadurch, dass sie Teil eines größeren Konzerns sind und so über Größenvorteile verfügen. Damit lassen sich z. B. bessere Konditionen mit Zulieferern aushandeln und die Lagerhaltung optimieren. Auch die Personalkosten fallen bei den privaten Anbietern deutlich geringer aus. Dies resultiert wohl erstens daraus, dass die Krankenhäuser in privater Trägerschaft bevorzugt Haustarifverträge abschließen und nicht an die starren Regeln des TVöD[2] gebunden sind. Dadurch wird ihnen eine verstärkte leistungs- und erfolgsorientierte Vergütung ermöglicht. Zweitens dürften private Anbieter mehr auf Outsourcing setzen, also Leistungen extern einkaufen statt durch eigenes Personal erstellen zu lassen. Schließlich besteht drittens, zum Teil durch eine deutlich effizientere Organisation, weniger Personalbedarf.

---

2 Tarifvertrag für den öffentlichen Dienst

Die Leistungsfähigkeit der Krankenhäuser in freigemeinnütziger Trägerschaft fällt bei differenzierter Betrachtung gegenüber den privaten Kliniken nicht schlechter aus (▶ **Abb. 5.2**). Zwar sind die freigemeinnützigen Träger hinsichtlich der Personalkosten am TVöD orientiert, differenziert man jedoch die absoluten durchschnittlichen Personalkosten je Krankenhaus hinsichtlich der Klinikgröße, wird der Kostenvorteil vernachlässigbar (Falter 2010):

Personalkosten in Kliniken
je Krankenhaus in EUR Mio.

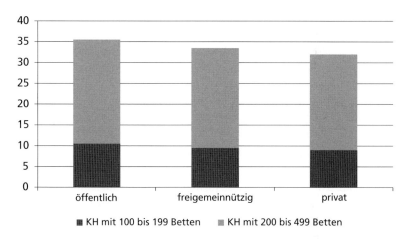

Abb. 5.2: Personalkosten in Kliniken nach Träger
Quelle: Statistisches Bundesamt (2010); Berechnungen Falter.

Hinsichtlich der Arbeitsproduktivität kommt Falter zu dem Ergebnis, dass »gemessen anhand der Belastungszahlen nach Betten private und freigemeinnützige Träger mit rund 200 Pflegetagen pro Vollkraft gleichauf (liegen). Soweit es, wie Studien belegen, hinsichtlich der Qualität keine auffallenden Unterschiede zwischen privaten und freien Trägern gibt, sprechen diese Daten gegen die verbreitete These einer geringeren Kosteneffizienz freigemeinnütziger gegenüber privater Träger« (Falter 2010, S. 9).

Allerdings muss im Vergleich für die privaten Krankenhäuser eine höhere Effizienz im Management und Vorteile in Bezug auf die Innenfinanzierung von Investitionen anerkannt werden (Falter 2010, Augurzky et al. 2009). Im Bereich der ambulanten Pflege sind die freigemeinnützigen Träger sehr stark durch die Orientierung am TVöD benachteiligt. Sie werden in hohem Maß durch höhere Personalkosten belastet, die im Wettbewerb nicht mehr durch auskömmliche Pflegeentgelte gegenfinanziert sind. Seit einiger Zeit gewinnen aber auch eigene Tarifverträge in der Freien Wohlfahrtspflege an Bedeutung. Allerdings ist erkennbar, dass bei Pflegefachkräften angesichts des hier bereits bestehenden Fachkräftemangels ein einheitliches Lohnniveau entstehen wird. Es sind demnach vorwiegend un- oder angelernte Kräfte, die bei freigemeinnützigen Trägern höhere Tariflöhne erhalten. Ein Ausweg wird auch in der Freien Wohlfahrtspflege immer mehr im Trend zu atypischen Beschäftigungsverhältnissen gesucht (Kühnlein und Wohlfahrt 2006).

5.6 Die vorhandenen Potenziale stärken die freigemeinnützigen Träger

Von Befürwortern einer konsequenten Privatisierung wird stets ein Marktvorteil der freigemeinnützige Träger aufgrund der Gemeinnützigkeit unterstellt. Bei genauerer Betrachtung stellt die Gemeinnützigkeit oft eher ein Hemmnis dar. Ihr werden überdies auch fälschlicherweise Vergünstigungen zugeschrieben, die unabhängig von der Trägerschaft wirken. So gilt etwa die Umsatzsteuerbefreiung für Krankenhäuser und Pflegeeinrichtungen auch für private Anbieter. Die öffentlichen Zuwendungen und Spenden sind in der Regel zweckgebunden und können nicht zwischen den einzelnen Einrichtungen transferiert werden. Die Gemeinnützigkeit verbietet es, Gewinne auszuschütten,»damit ist eine Aufnahme von Eigenkapital, wie sie zum Beispiel privatwirtschaftlichen Unternehmen zur Verfügung steht, nicht möglich. Die Finanzierung beschränkt sich so auf Eigenmittel und teureres Fremdkapital. Zudem wird die Bildung von Rücklagen im Vergleich zu privaten Trägern erschwert. Gerade hinsichtlich der Innenfinanzierung wird hier den freigemeinnützigen Trägern eine zusätzliche Belastung auferlegt« (Falter 2010, S. 9 f.).

Wenn nicht die Gemeinnützigkeit als Potenzial wirksam gemacht werden kann, so müssen die freigemeinnützigen Träger andere Vorteile konsequent nutzen. An erster Stelle sind hier ihre Größe und ihre Vielfalt hervorzuheben. Das breite Angebotsspektrum stärkt die freigemeinnützigen Träger in ihrer Position innerhalb der sozialstaatlichen Daseinsvorsorge. Hierüber lassen sich Kompetenzen funktional und nicht an Institutionen orientiert bündeln. Der Bedarf des Hilfebedürftigen soll darüber entscheiden, ob eine Dienstleistung bspw. ambulant, teilstationär oder stationär erbracht wird. Vorgelagerte niedrigschwellige Angebote können dazu beitragen, die Hilfen rechtzeitig in einen geeigneten Behandlungs- oder Versorgungspfad einzusteuern. Diese »vertikale Diversifikation« (Kallenbach 2008) muss bei privaten Trägern noch entwickelt werden, die freigemeinnützigen Träger halten sie schon längst vor. Sie werden nur noch nicht ausreichend nutzbar gemacht.

Die Größenvorteile der freigemeinnützigen Träger sind oftmals noch durch die heterogene Trägerstruktur ungenutzt. Engere Kooperationen innerverbandlicher Träger auf regionaler Ebene können dazu beitragen, Kosteneinsparungen bspw. über Einkaufsgemeinschaften oder einer zentralen EDV-Infrastruktur zu erzielen. Und auch die Möglichkeit privatwirtschaftlicher Unternehmensausgründungen, bei denen gemeinnützige Verbände als tragende Gesellschafter fungieren, sollte verantwortlich in Erwägung gezogen werden. Immerhin könnte darüber die Wettbewerbsposition der freigemeinnützigen Träger gestärkt werden (Falter 2010).

Die Freie Wohlfahrtspflege ist hier bereits auf einem guten Weg. Trotz der fortschreitenden Privatisierung konnte sie ihren Anteil an Krankenhauseinrichtungen weitgehend halten. Die Professionalisierung des Managements und eine Straffung der Entscheidungsebenen sind vielerorts erkennbar. Dies ist übrigens auch eine Reaktion auf die neuen rechtlichen Rahmenbedingungen vor allem im Krankenhausbereich durch Einführung der DRGs. Hierdurch ist effizientes Wirtschaften von allen Akteuren gefordert.

Wenn es den freigemeinnützigen Trägern dabei noch gelingt, ihre tradierte Werteorientierung zu erhalten und ihre weiterhin gute Reputa-

71

tion zu nutzen, dann werden sie auch in Zukunft ein ganz wichtiger Akteur in einem sich stetig wandelnden Gesundheitssystem bleiben. Sie können wahrscheinlich am ehesten den Spagat zwischen Versorgungsverantwortung und sozialstaatlicher Gerechtigkeit einerseits und den Herausforderungen eines marktorientierten Wettbewerbs andererseits bewältigen. Die Rückbesinnung auf den hilfebedürftigen Menschen ist den freigemeinnützigen Trägern ins Handbuch geschrieben. Sie schützt vor einer nur noch am nachfragenden Kunden orientierten Betriebsphilosophie, die überdies die Renditeinteressen der Investoren zu bedienen hat.

Dabei zeigt es sich schon jetzt, dass sich christliche Nächstenliebe und gutes Management der Dienstleistungen ebenso wenig ausschließen müssen wie hundertjährige Gemeinwohlverpflichtung und Innovationskraft. Das Engagement der freigemeinnützigen Träger erhält darüber noch eine besondere Herausforderung.

Literatur

Augurzky B, Beivers A, Neubauer G und Schwierz C (2009), Bedeutung der Krankenhäuser in privater Trägerschaft. RWI Materialien 52. Essen.

AWO (2009): Arbeiterwohlfahrt Bundesverband – Die AWO in Zahlen – www.awo.org/awo-deutschland/zahlen-und-fakten/die-awo-in-zahlen.html (15.05.2012).

BAGFW: Bundesarbeitsgemeinschaft der Freien Wohlfahrtspflege – www.frei¬ewohlfahrtspflege.de/german/index.html (15.05.2012).

Bölt U, Graf T et al. (2012): 20 Jahre Krankenhausstatistik. Statistisches Bundesamt, Wiesbaden.

DCV (2012): Deutscher Caritasverband e. V., Stabsstelle Sozialwirtschaft: Unternehmen Caritas – Fact Sheet 2011. Freiburg.

Der Paritätische (2009): Der Paritätische Gesamtverband – www.zeitzeichen.pa¬ritaet.org (15.05.2012).

Der Paritätische (2012): Der Paritätische Gesamtverband – www.der-paritaeti¬sche.de/fachinfos (15.05.2012).

Deutscher Bundestag (2001): Dritter Bericht zur Lage der älteren Generation in der Bundesrepublik Deutschland: Alter und Gesellschaft und Stellungnahme der Bundesregierung. Drucksache 14/5130, S. 108.

DKG – Deutsche Krankenhausgesellschaft (2008): Zahlen, Daten, Fakten 2007/08. Düsseldorf.

DRK (2011): Deutsches Rotes Kreuz e. V. (Hrsg.): Das Jahrbuch 2011. Berlin.

EKD-DW (2003): Diakonisches Werk der Evangelischen Kirche in Deutschland: Einrichtungsstatistik Stand 01.01.2002, Stuttgart.

Falter A (2010): Wirtschaftsfaktor Wohlfahrtsverbände. Deutsche Bank Research. Frankfurt am Main.

Fröhlich E und Danco T (Hrsg.) (1990): Nach 57 Jahren: Die AWO gründet sich in Thüringen wieder. In: Quo vadis Freie Wohlfahrtspflege, Bank für Sozialwirtschaft; Köln.

FTD: Financial Times Deutschland (04.07.2009) www.ftd.de/unternehmen/han¬ del-dienstleister/gesundheitswirtschaft/:krankenhauskonzern-rhoen-klinik-¬ shopping-in-der-krise/535923.html (13.05.2012).

Gesundheitsberichterstattung des Bundes (2011): Pflegestatistik – Ambulante und stationäre Pflegeeinrichtungen: Grunddaten, Personalbestand, Pflegebedürftige, Empfänger und Empfängerinnen von Pflegegeldleistungen, Dokumentationsstand: 26.07.2011.

Kallenbach MP (2008): Vortrag »Trägerpluralität in Deutschland – Die besondere Rolle freigemeinnütziger Träger« – Diversifikation freigemeinnütziger Träger«, Universität Bayreuth, 29.10.2008.

Kühnlein G und Wohlfahrt N (2006): Soziale Träger auf Niedriglohnkurs? – Zur aktuellen Entwicklung der Arbeits- und Beschäftigungsbedingungen im Sozialsektor, WSI Mitteilungen 59. Jahrgang 2006 Heft 7, S. 389.

Oberender P (2008): Vortrag »Trägerpluralität in Deutschland – Die besondere Rolle freigemeinnütziger Träger«, Universität Bayreuth, 29.10.2008.

Statistisches Bundesamt (Hrsg.) (1998): Gesundheitsbericht für Deutschland: Gesundheitsberichterstattung des Bundes. Stuttgart.

Statistisches Bundesamt (Hrsg.) (2010): Grunddaten der Krankenhäuser. Fachserie 12, Reihe 6.1.1. Stuttgart.

Stumpfögger N (2009): Wenn die Gründerzeit zu Ende geht. In: Böhlke N u. a. (Hrsg.): Privatisierung von Krankenhäusern – Erfahrungen und Perspektiven aus Sicht der Beschäftigten. Hamburg, S. 200.

ver.di (2005): ver.di-Bundesvorstand: Informationen für den Fachbereich Gesundheit, Soziale Dienste, Wohlfahrt und Kirchen, Sonderausgabe Arbeitsplatz Kirche vom 15.12.2005.

Vüllers-Krohn L (1995): Pflegemarkt im Umbruch. In: TEAMWORK (1), S. 6–7.

6 Analytik in Versorgung und Versorgungsforschung

Jana Schmidt, Maria Trottmann, Andreas Hapfelmeier, Katharina Larisch

6.1 Einleitung

In der medizinischen Forschung spielte die Auswertung von Daten schon immer eine zentrale Rolle, liefern doch klinische Experimente den Grundbaustein zum Wissensgewinn. In den vergangen Jahrzenten rückte neben dem medizinischen Wissen auch die Frage nach der optimalen Organisation der medizinischen Versorgung immer mehr ins Zentrum der Aufmerksamkeit. Verursacht wird diese Entwicklung zum einen durch die wachsende politische und finanzielle Bedeutung des Gesundheitswesens zum anderen durch die Erkenntnis, dass die bestehenden fragmentierten Strukturen den komplexen Bedürfnissen von chronisch kranken Patienten nur unzureichend gerecht werden.

Parallel dazu setzten sich flächendeckend IT-Systeme durch, so dass heute in den Routineprozessen zahlreiche Daten erfasst werden, welche für den Wissensgewinn genutzt werden können. Solche Routinedaten haben den Vorteil, dass hier viel größere Populationen erfasst werden als bei klinischen Studien. Andererseits weisen sie meist nicht den Detailierungsgrad auf, welchen sich Forscher für spezifische Fragestellung wünschen. Während in Ländern wie den USA oder Dänemark auch klinische Daten routinemäßig erfasst werden (Grosen 2009), sind es in Deutschland in erster Linie Abrechnungsdaten, welche in der Versorgung und Versorgungsforschung eingesetzt werden. Eine systematische Sammlung dieser Daten auf nationaler Ebene fehlt.

Die Einsatzgebiete der Analyse von Routinedaten in der Versorgung sind sehr vielfältig. Bekannte Beispiele sind die Entwicklung von Qualitätsindikatoren oder Benchmarking-Ansätzen, welche zum Vergleich von Leistungserbringern eingesetzt werden. Etwas neuer ist der Einsatz der analytischen Methoden zum Aufbau von Versorgungsprogrammen. Hier hilft die Analytik in folgenden Bereichen:

- Programmdesign: Welche Hebel gibt es, um die Versorgung zu verbessern? Können aus den Routinedaten Erkenntnisse über »Best Practice«-Ansätze gewonnen werden? Welche Parameter sollen durch das Programm verändert werden (z. B. Gesamtbehandlungskosten, Liegezeiten oder Einweisungsraten)? Wie groß ist bei realistischer Kalkulation die erwartete Veränderung?
- Identifikation der Patienten: Welche Patienten haben den höchsten erwarteten Nutzen aus dem Programm? Welche Patienten sollen vielleicht ausgeschlossen werden?
- Evaluation: Was hat das Programm gebracht? Welche Werte wurden im Gegensatz zu vergleichbaren Patienten, die nicht am Programm teilgenommen haben, erreicht?

In den folgenden beiden Kapiteln werden zwei Fachrichtungen der Datenanalyse vorgestellt. Kapitel 6.2 widmet sich den klassischen statistischen Methoden, während in Kapitel 6.3 die Methoden des Data Mining beschrieben werden. Beide Fachrichtungen werden jeweils kurz vorgestellt sowie an Beispielen ihre Bedeutung für aktuelle versorgungsrelevante Fragen veranschaulicht.

6.2 Statistische Methoden in der Versorgung und Versorgungsforschung

Statistische Methoden sind ein sehr umfassendes Forschungsgebiet, so dass hier nur ein kurzer Einblick gegeben werden kann. Der Fokus liegt im Folgenden auf dem praktischen Einsatz in der Versorgung und Versorgungsforschung.

6.2.1 Was zeichnet statistische Methoden aus?

Statistische Methoden werden in der Medizin und den Sozialwissenschaften dazu verwendet, zuvor aufgestellte Hypothesen mittels Datenanalyse zu überprüfen. Als Erstes stellt sich die Frage, anhand welcher Kenngrößen eine Hypothese am besten überprüft werden kann. Dies hängt neben der Fragestellung auch von der Verteilung der Stichprobenwerte ab. Das Beispiel in Abbildung 6.1 veranschaulicht dies. Beide Grafiken der Abbildung zeigen Häufigkeitsverteilungen eines Merkmals, welches Werte zwischen 1 und 10 annimmt. In der Verteilung auf der linken Seite liegen die meisten Merkmalswerte an den Rändern. Der Mittelwert bei rund 5 kommt in der Verteilung jedoch kaum vor. Es ist also fraglich, ob es bei einer solchen Verteilung günstig ist, eine Hypothese anhand des Mittelwertes zu überprüfen. Bei der Verteilung auf der rechten Seite ist der Mittelwert der häufigste Wert. Hier kann davon ausgegangen werden, dass der Mittelwert die Stichprobe gut repräsentiert.

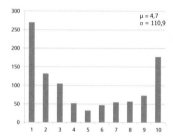 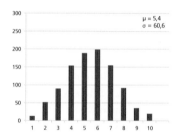

Abb. 6.1: Beispielsverteilungen von Stichprobenwerten, μ = Mittelwert, σ = Standardabweichung
Quelle: Eigene Darstellung.

In den meisten Anwendungen kann lediglich eine Stichprobe der interessanten Grundgesamtheit analysiert werden. Es stellt sich daher die Frage, wie repräsentativ eine Stichprobe für die Grundgesamtheit ist. Wurde die Stichprobe zufällig ermittelt, dann ist sie repräsentativ, sobald eine genügend große Anzahl an Beobachtungen vorliegt. Wie viel »genügend groß« bedeutet, wird dadurch bestimmt, wie stark die Streuung der beobachteten Merkmalswerte ist. So ist zur stabilen Schätzung der mittleren Körperlänge von erwachsenen Personen eine kleinere Stichprobe nötig als zur stabilen Schätzung der mittleren jährlichen Gesundheitsausgaben. Während die Körperlänge meist zwischen 1,5 und 2 Metern liegt, können die Gesundheitsausgaben Werte zwischen Null und mehreren 100.000 € annehmen. Letztere haben daher eine stärkere Streuung. Handelt es sich bei der Stichprobe um eine nicht zufällige Auswahl aus der Grundgesamtheit, muss dies bei der Interpretation der Ergebnisse zwingend berücksichtigt werden. In vielen Fällen ist auch eine Bereinigung durch geeignete statistische Verfahren möglich.

6.2.2 Einsatzgebiete von statistischen Methoden in der Versorgung

Statistische Methoden werden für unterschiedliche versorgungsrelevante Analysen eingesetzt. Beispielsweise werden zur Bezahlung von Krankenhäusern, Ärztenetzwerken oder Versicherungsunternehmen oft risikoadjustierte Pauschalen verwendet. Für die Berechnung werden statistische Modelle benötigt, welche aus Merkmalen des Patienten (wie Alter, Geschlecht, Diagnosen, Arzneimittel, etc.) die Kosten dieses Patienten vorhersagen. In einem ersten Schritt müssen die Merkmale des Patienten in eine überschaubare Anzahl Gruppen eingeteilt werden. Besonders bedeutsam ist dies bei Merkmalen mit vielen unterschiedlichen Ausprägungen wie Diagnose- oder Medikamentencodes. In einem zweiten Schritt wird den Gruppen ein »Kostengewicht« zugerechnet, welches die Wirkung des Auftretens der Merkmale auf die erwarteten Kosten beschreibt. Die Ermittlung der Kostengewichte erfolgt meistens durch die lineare Regression (Van de Ven and Ellis 2000), (Reschke et al. 2004). In vielen Anwendungen werden zudem »Ausreißer« identifiziert, für welche das berechnete Kostengewicht als nicht ausreichend angesehen wird.

Eine etwas neuere Anwendung der Statistik in der Versorgung sind sogenannte »Pay-for-Performance«-Methoden. Hier wird versucht, die Vergütungshöhe auch vom Outcome für den betroffenen Patienten abhängig zu machen. Die Schwierigkeit besteht darin, dass dies sehr schwer quantifizierbar ist. Die Gesundheit eines Patienten lässt sich nicht anhand einer einfachen Maßzahl beschreiben. Zudem sind gesundheitliche Probleme oft nicht alleine ausschlaggebend dafür, wie »schwierig«

Tab. 6.1: Übersicht Einsatzgebiete von statistischen Methoden in der Versorgung

Einsatzbereich	Rolle der Statistik	Häufig einge-setzte Verfahren	Literaturbei-spiele
Risiko-adjustierte Budgetierung, Fallpauschen, Capitation	Relation von Pa-tienteninfor-mationen und Kosten	Lineare Regres-sion, Gruppenmit-telwerte, Aus-reißeranalyse	[Pope et al. 2011], [Reschke et al. 2004]
Qualitätsmes-sung, Pay-For-Performance	Messung des Outcome, Identifikation von »besser als erwartet« Out-comes	Lineare/Logisti-sche Regression, Gruppenmittel-werte	[Nicholson et al. 2008], [Rosen-thal et al. 2006], [Doran et al. 2006]
Evaluation von Interventionen	Suche nach geeigneten Ver-gleichsgruppen, Korrektur von Selektionseffek-ten	Matching Techni-ques, Instrumen-tal Variable Tech-niques, Selection Models, Difference-in-Difference Estimators	[Braun and Greiner 2010], [Shea et al. 2007], [Devlin and Sarma 2008]
Effizienzmessung	Definition von effizienten Grenzen, Iden-tifizierung von Effizienzunter-schieden	Lineare Regres-sion, Stochastic Frontier Analysis, Data Envelopment Analysis	[Street 2003], [Farsi and Filippini 2003]

ein Patient zu behandeln ist. Beispielsweise bewirken Sprachunkenntnis, Suchtproblematik oder psychische Erkrankungen häufig eine Senkung der Eigenverantwortung für die Gesundheit. Wenn ein Arzt bei davon betroffenen Patienten weniger gute Ergebnisse erreicht, liegt dies nicht zwingend an seiner medizinischen Kompetenz. Die Auswahl an Indika-toren, welche die Leistung eines Arztes dennoch quantifizierbar machen, ist daher äußerst anspruchsvoll (Rosenthal et al. 2006).

Methoden der Effizienzmessung werden insbesondere im Kranken-hausbereich eingesetzt. Die Herausforderung liegt dabei darin, diejeni-gen Kosten zu identifizieren, die durch effizientes Krankenhausmanagement hätten verhindert werden können. Beispielsweise beurteilte das englische »Department of Health« im Jahr 2003 die Effizienz der Krankenhäuser mittels linearer Regression und »Stochastic Frontier Analysis«-Techniken (Street 2003). Durch die gewonnenen Erkenntnisse wurden Effizienzziele für die Krankenhäuser gesetzt. (Farsi and Filippini 2003) untersuchten den Einfluss der Rechtsform (Beispiele: privat und gewinnorientiert/privat und nicht gewinnorientiert/im Besitz der Gemeinde) auf die Effizienz der Pflegeheime in der Schweiz (Kanton Tessin). Die Resultate wurden genutzt, um die lokale Regierung bei der Planung neuer Pflegeheime zu beraten.

Gerade in Deutschland haben Methoden zur Evaluation von Versorgungsprogrammen in den vergangen Jahren stark an Bedeutung gewonnen. Patienten, welche sich an solchen Initiativen beteiligen, stellen keine zufällige Auswahl an Patienten dar. Die statistische Herausforderung liegt daher darin, eine passende Vergleichsgruppe für die Programmteilnehmer zu finden. Unterscheiden sich Teilnehmer und Nicht-Teilnehmer nur anhand von beobachtbaren Faktoren, kann eine geeignete Vergleichsgruppe mittels Matching-Verfahren gefunden werden (▶ **Abb. 6.2**).

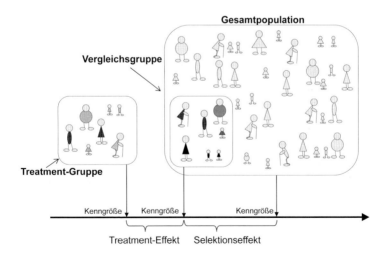

Abb. 6.2: Vergleichsgruppenbildung mittels Matching-Verfahren
Quelle: Eigene Darstellung.

Wird jedoch vermutet, dass auch wichtige unbeobachtete Unterschiede zwischen den Teilnehmern und Nicht-Teilnehmern bestehen, dann muss auf komplizierte Verfahren wie Instrumental-Variablen-Methoden zurückgegriffen werden (siehe zum Beispiel Shea et al. 2007). Ein sehr häufig verwendetes Matching-Verfahren ist das Propensity Score Matching (PMS). (Braun and Greiner 2010) beschreiben beispielsweise die Evaluation eines flächendeckenden Integrierten Versorgungsvertrages zwischen einem großen Ärztenetzwerk und verschiedenen Krankenkassen.[1] Besonderes Interesse liegt auf dem Vergleich der Gesamtkosten der Teilnehmer und den Gesamtkosten einer *vergleichbaren* Population an Nicht-Teilnehmern. Um passende Nicht-Teilnehmer zu finden, wurde in einem ersten Schritt die Wahrscheinlichkeit geschätzt, mit der eine Person an dem Programm teilnehmen wird. Dies geschieht anhand von personenbezogenen Informationen aus dem Vorjahr der möglichen Teilnahme. Für jeden Teilnehmer wird dann ein »Zwilling« gesucht, welcher die gleiche Wahrscheinlichkeit zur Teilnahme hatte, sich jedoch nicht dazu entschloss. Wie Braun and Greiner (2010) zeigen, gelingt es dem Matching-Verfahren, eine Population an Nicht-Teilnehmern zu finden, welche den Teilnehmern sehr ähnlich ist. Das gleiche Verfahren kommt oft in klinischen Studien zur Anwendung, wenn die Wirkung verschiedener Therapieformen verglichen werden soll. Auch hier ist es nicht immer möglich, die Patienten wirklich zufällig zu den verschiedenen Therapiegruppen zuzuteilen. So werden anhand statistischer Verfahren möglichst ähnliche Patienten gesucht, welche unterschiedlich behandelt wurden (siehe zum Beispiel Austin 2007).

6.3　Data Mining-Methoden in der Versorgung

Dieser Abschnitt beleuchtet die Möglichkeiten des Data Mining und des maschinellen Lernens (DMML) im Gesundheitswesen und illustriert die Herausforderungen dieses Bereiches anhand einiger Beispiele.

---

1 Das Netzwerk Medizin und Mehr (MuM) in der Region Bünde, Nordrhein-Westfalen.

6.3.1 Was ist Data Mining und maschinelles Lernen?

Die Einführung von IT-Systemen und deren Nutzung zur Datenbeschaffung und -speicherung führt zu immer größeren Datenmengen. Dieser Fortschritt macht auch vor dem Gesundheitssystem keinen Halt und immer mehr Daten werden routinemäßig erfasst. Um diese großen Datenmengen zu analysieren, Informationen und Muster zu finden und die daraus gefundenen Schlussfolgerungen weiter zu verwenden, bieten sich Verfahren des Data Mining und des maschinellen Lernens an. Im Vergleich zu den klassischen statistischen Verfahren, welche die Richtigkeit von erarbeiteten Hypothesen (Vermutungen) auf den Daten überprüfen, gehen die Data Mining-Methoden meist ohne Vorkenntnisse an die Informationsgewinnung. Die Daten werden nach Informationen, Zusammenhängen und Mustern untersucht, welche nicht a priori bekannt waren. Methoden des maschinellen Lernens hingegen suchen nicht nach Informationen in den Daten, sondern nutzen Daten, um ein System (Modell) zu lernen, mit dessen Hilfe Vorhersagen getroffen werden können. Diese Vorhersagen können zum Beispiel Eintrittswahrscheinlichkeiten von gewissen Ereignissen oder auch Vorhersagen von Kosten sein. Die Möglichkeiten der Anwendungen sind unbegrenzt. Solch ein Modell ist im Wesentlichen eine Rechenvorschrift, die zu einer Vorhersage genutzt werden kann, und diese wird durch verschiedene Typen von Funktionen oder Regeln beschrieben. Ein Modell wird anhand von Daten, deren Vorhersage bekannt ist, trainiert. Hierzu gibt es zahlreiche unterschiedliche Verfahren (Lernalgorithmen). Entscheidend ist die Frage, wie gut das erlernte Modell Vorhersagen treffen kann und wie stark man diesem Modell folglich vertrauen kann. Dafür wird die Güte des Modells ermittelt. Dies wird üblicherweise bereits im Lernprozess integriert und ist in Abbildung 6.3 schemenhaft dargestellt. Einem Lernalgorithmus wird zuerst ein Datensatz zur Verfügung gestellt (oben links). Dieser besteht aus Werten (Attributen/X), aus denen die Vorhersage getroffen werden soll, und der tatsächlichen Vorhersage (Y) für diese Werte. Man hat also zu Beginn einen Datensatz, für welchen man die Vorhersage bereits kennt, und teilt diesen in zwei Datensätze (Trainingsset und Testset) auf. Einer wird nach einer möglichen Attributselektion, um unnütze Informationen zu verwerfen, zum Erlernen des Modells durch den Lernalgorithmus verwendet (oberhalb der gestrichelten Linie). Der zweite Datensatz wird nun verwendet, um die Qualität des erlernten Modells zu ermitteln. Hierzu wird das Modell auf den Datensatz angewendet und für jedes Element eine Vorhersage ($\hat{Y}$) errechnet. Anhand dieser Vorhersage und der vorhandenen tatsächlichen Vorhersage kann über ein Qualitätskriterium selbiges bestimmt werden.

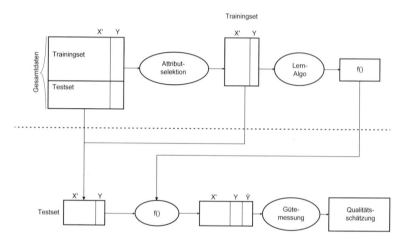

Abb. 6.3: Darstellung des Lernprozesses im maschinellen Lernen
Quelle: Eigene Darstellung.

Die Methodik der Lernalgorithmen entstammt den drei wesentlichen Bereichen des maschinellen Lernens, die sich auch durchaus der Methoden der Statistik bedienen:

- *Regression* – die Vorhersage von kontinuierlichen Variablen,
- *Klassifikation* – die Vorhersage von diskreten Variablen und
- *Clustering* – die Gruppierung von Daten zur Identifikation von Gruppen.

Die ausführliche Beschreibung dieser Methoden ist in entsprechender Fachliteratur zu finden (Han 2006).

6.3.2 Praktische Beispiele aus der Versorgungsforschung

Mittels der vorgestellten Methoden und der gegebenen Daten können verschiedenste Probleme adressiert werden. Im Folgenden werden mehrere Anwendungsbereiche umrissen.

Effizienzsteigerung

Ein wichtiges Thema im Gesundheitswesen sind Effizienzsteigerungen, die auch in Kosteneinsparungen resultieren können (Gerver and Barrett 2006). Eine rein medizinische Anwendung, welche die Effizienz der Behandlung erhöht, ist die Vorhersage von Zervikalkrebs (Thangavel, Jaganathan, and Easmi 2006). Dabei wird mittels eines Clustering-Lernalgorithmus (k-Means) bestimmt, ob eine Biopsie indiziert ist oder nicht. Der Vorteil der Datenanalyse besteht darin, nicht benötigte kostenintensive Behandlungen auszusetzen und damit die Gesamtkosten von Behandlungen zu verringern. Eine weitere Methode der Effizienzsteigerung bei Krankenhausaufenthalten wird im Bereich der Vorhersage von Liegezeiten bei Wirbelsäulenverletzungen angewandt. Die Behandlung dieser Patientengruppe ist teuer, und eine gute Vorhersage soll die Effizienz der Behandlung erhöhen und die Qualität der Behandlung verbessern. Krankenhaus- und Pflegedaten wurden zum Trainieren eines neuronalen Netzes genutzt (Kraft, Desouza, and Androwich 2003). Die Vorhersagegenauigkeit wurde mittels der mittleren quadratischen Abweichung von der tatsächlichen Aufenthaltslänge berechnet und war auf 0,08 Tage genau. Ebenso wurden Modelle entwickelt, um bis dahin unbekannte Asthmatiker zu identifizieren (Kincade 1998) und deren Behandlung zu optimieren. Analysen werden auch in anderen Bereichen wie generell im OP als sehr wertvoll empfunden, um Auslastung, Operationsdauern und Liegezeiten vorherzusagen. Dies soll helfen, die Patientenüberweisungen und Krankenhausprozesse besser zu gestalten und die Bedürfnisse der Patienten besser zu erkennen (Persson 2009). Andere Untersuchungen zeigen, dass Krankenhäuser durch DMML nicht nur Prozesse effizienter gestalten und dadurch Kosten senken, sondern auch die Qualität der Versorgung erhalten oder erhöhen können (Sil-

83

ver et al. 2001). Dabei wurden seltene Hochkostenfälle untersucht, die für das Krankenhaus ein Verlustgeschäft sind. Hierzu wurde ein Faktor identifiziert, welcher eine Rolle spielen könnte: das Alter der betreffenden Patienten. In einem bestimmten Altersbereich fielen die Kosten der Behandlung deutlich höher aus als bei anderen Patienten. Auch für den Aufnahmegrund konnten solche Zusammenhänge mittels Assoziationen und Regeln gefunden werden. Durch die Identifikation solcher Einflussfaktoren können für entsprechende Patienten besondere Versorgungspfade eingerichtet werden.

Versorgungsabdeckung

Eine andere wichtige Analyse adressiert die Auslastung der öffentlichen Gesundheitsressourcen (Lavrac et al. 2007), also eine Evaluierung, welche Leistungserbringer vorhanden sind und in welcher Weise sie genutzt werden. Dazu wurde das Pilotprojekt MediMap in Slowenien durchgeführt, das eine bestimmte Region hinsichtlich der Besetzung und Nutzung von Leistungserbringern im Gesundheitswesen (z. B. Krankenhäuser) betrachtete. Es wurde ein Clustering-Verfahren benutzt, um Ähnlichkeiten zwischen einzelnen Regionen zu betrachten und diese Regionen in Gruppen einzuteilen. Um diese Gruppierungen zu verifizieren, wurden Entscheidungsbäume angewendet. Hierbei wurde zum Beispiel ersichtlich, dass sich eine Regionsgruppe dadurch von den anderen absetzte, dass unterdurchschnittlich wenige Grundschüler behandelt wurden. Daraus konnten Experten auf eine regionale Unterversorgung an Einrichtungen für Kinder schließen und entsprechende Empfehlungen für diese Regionen aussprechen. Um die Unterschiede zwischen den Regionen weiter zu analysieren, wurde zusätzlich eine neue Art der Visualisierung des deskriptiven DMML vorgeschlagen, die auf Variablenebene besondere Auffälligkeiten zeigen kann. Die dadurch induzierte Entscheidungshilfe wurde von den Experten sehr positiv aufgenommen. Für die Vorhersage der Leistungsinanspruchnahme wurde ein Index entwickelt (Paddison 2000), der die Wahrscheinlichkeit angibt, dass bestimmte Versicherte Leistungen oder Einrichtungen in Anspruch nehmen. Dieser Index basiert auf 25 Hauptdiagnosegruppen, ausgewählten

Nebendiagnosen und spezifischen medizinischen Leistungserbringern. Die Leistungserbringer (z. B. Krankenhäuser) können so die zukünftigen Inanspruchnahmen besser abschätzen, die Versorgungsqualität verbessern und dadurch Kosten einsparen. Außerdem hatten die dadurch ausgewählten Patienten sehr gute Chancen, von der frühzeitigen Intervention der Leistungserbringer zu profitieren.

Epidemieerkennung

Eine weitere Anwendung im Gesundheitswesen ist das Erkennen von Epidemien (Wong, Moore, and Cooper 2003) durch die Analyse von Krankenhauseinweisungen (WSARE-Algorithmus). Dabei werden die Ereignisse des Tages mit denen verglichen, die genau fünf bis acht Wochen früher aufgetreten sind. Aus den alten Beobachtungen lassen sich Regeln ableiten und mit den tagesaktuell erzeugten Regeln vergleichen. Diese Regeln bestehen aus ein bis zwei Merkmalen zu den Personen, die ins Krankenhaus eingeliefert wurden. Erzeugt werden diese Regeln in einem a priori-ähnlichen Verfahren, das interessante einfache Beschreibungen, also Regeln, die nur ein Merkmal enthalten, mit anderen interessanten einfachen Merkmalen erweitert. Durch den Vergleich der aktuellen Regeln mit den historischen Regeln kann somit ein Test durchgeführt werden, ob es eine signifikante Abweichung der aktuellen Regeln von der Norm gibt. Ist dies der Fall, ist mit einer Epidemie zu rechnen. Solche Regeln wurden auf echten Hospitalisierungsdaten getestet und die Wirksamkeit konnte bestätigt werden.

Präventionsmanagement

Eine weitere Anwendungsmöglichkeit des DMML ist die Unterstützung des Präventionsmanagements. Ein wichtiger Aspekt hierbei ist die Identifizierung der richtigen Personen für Managementprogramme wie zum Beispiel der Integrierten Versorgung oder auch der DMP-Programme. Besonders bei chronischen Krankheiten, die für einen hohen Anteil der Kosten im Gesundheitswesen durch Hospitalisierungen verantwortlich sind, kann eine frühzeitige Intervention solche Krankenhausaufenthalte

85

vermeiden. Ein Beispiel dafür ist die Vorhersage von Rehospitalisierungen von chronisch Erkrankten (Stuart et al. 2009). Um solche Rehospitalisierungen vorherzusagen, wurde eine multiple logistische Regression angewandt, die neben einer Vorhersagegenauigkeit von 44, 7% auch die entsprechenden Risikofaktoren und deren Einflussgrößen ermitteln konnte. Dazu gehören neben Alter und Komorbiditäten auch der sozio-ökonomische Status der Patienten sowie die Anzahl von vorhergegangenen Einweisungen. Aus solchen Informationen lässt sich ableiten, welche Versicherten einer besonders intensiven Betreuung unterliegen sollten, um kostspielige Einweisungen zu vermeiden. Dies kann dann zum Beispiel durch Case-Manager erfolgen.

Prognose von Krankheitsverläufen

Eine Möglichkeit für Verlaufsprognosen von Krankheiten stellen Hidden Markov-Modelle dar (Sculpher and Briggs 1998). Markov-Modelle werden grundsätzlich für die Modellierung stochastischer Prozesse genutzt, das heißt, um Veränderungen über die Zeit hinweg zu modellieren. Deshalb sind sie zur Abbildung von Krankheitsentwicklungen sinnvoll. Die zu untersuchende Krankheit wird in Stadien eingeteilt und anhand von gegebenen Daten werden Übergangswahrscheinlichkeiten geschätzt, die dann den Prozess der Krankheitsentwicklung widerspiegeln. Neben dem Krankheitsverlauf können auch Langzeitkosten für Patienten abgeschätzt werden, da sie in jedem Zustand der Krankheit Leistungen in Anspruch nehmen und damit Kosten verursachen.

Erkennung von Missbrauch

Natürlich bieten die vorgestellten Methoden auch Potenzial in der Erkennung von Missbrauch. Hierbei können auffällige Abrechnungen, ungewöhnliche Verschreibungen oder andere anormale Verhaltensmuster mittels DMML aufgedeckt werden (Hand and Bolton 2002).

6.4 Schlussfolgerungen

In diesem Kapitel wurden sowohl statistische Methoden als auch DMML-Ansätze diskutiert und ihre wichtigsten Einsatzgebiete in der Versorgung und Versorgungsforschung zusammengefasst. Statistische Methoden werden insbesondere dort eingesetzt, wo zuvor aufgestellte Hypothesen mittels Datenanalyse geprüft werden sollen. Erwarten beispielsweise Experten eine günstigere Behandlung einer Patientengruppe nach einer Invention, wird anhand von Daten geprüft, ob diese Erwartung auch eingetreten ist. Data Mining-Methoden werden dagegen eher dazu eingesetzt, Muster und Informationen aus den Daten zu gewinnen ohne bereits eine Vermutung zu haben oder auch Vorhersagen anhand der Daten zu treffen.

Die vielfältigen praktischen Anwendungsbeispiele in diesem Kapitel zeigen, dass Datenanalysen einen wesentlichen Beitrag zur Unterstützung von versorgungsrelevanten Entscheidungen leisten können. Da Fragen der optimalen Organisationen einer qualitativ hochstehenden, flächendeckenden und kosteneffizienten Versorgung weiterhin hochaktuell sind, wird auch die Bedeutung von Analytik im Gesundheitswesen weiter zunehmen.

Literatur

Austin, P. (2007). Propensity-score matching in the cardiovascular surgery literature from 2004 to 2006: A systematic review and suggestions for improvement. Journal of Thoracic and Cardiovascular Surgery, pp. 1128–1135.

Braun, S., & Greiner, W. (2010). Gesundheitsökonomische Evaluation der Integrierten Versorgung Opti-MuM. Das Gesundheitswesen, pp. 71–77.

Devlin, R., & Sarma, S. (2008). Do physicians remuneration scheme matter? The case of Canadian family physicians. Journal of Health Economics, pp. 1168–1181.

Doran, T., Fullwood, C., Gravelle, H., Reeves, D., Kontopantelis, E., Hiroeh, U., et al. (2006). Pay-for-Performance Programs in Family Practices in the United Kingdom. The New England Journal of Medicine, pp. 375–384.

Farsi, M., & Filippini, M. (2003). An empirical analysis of cost efficiency in nonprofit and public hospitals. Lugano: Department of Economics, University of Lugano.

Gerver, H., & Barrett, J. (2006). Data Mining-Drive ROI: Health Care Cost Management. Emloyee Benefit Compensation Digest.

Gordon, H., Johnson, M., Wray, N., Petersen, N., Henderson, W., Khuri, S., et al. (2005). Mortality after noncardiac surgery: prediction from administrative versus clinical data. Medical Care, pp. 159–167.

Grosen, L. (2009, October). Electronic Health Record in Denmark. Websurvey, Health Policy Monitor, http://www.hpm.org/survey/dk/a14/5.

Han, J. (2006). Data Mining: Concepts and Techniques. Morgan Kaufmann.

Hand, D. J., & Bolton, R. (2002). Statistical Fraud Detection: A Review. Statistical Science, pp. 235–255.

Kincade, K. (1998). Data mining: digging for healthcare gold. Insurance & Technology, pp. IM2-IM7.

Kraft, M., Desouza, K., & Androwich, I. (2003). Data Mining in Healtcare Information System: Case Study of a a Veterans' Administration Spinal Cord Injury Population. Proceedings of the 36th Hawaii International Conference on Sytem Sciences (HICCS'03) (p. 159a). IEEE Computer Society Washington.

Lavrac, N., Bohanec, M., Pur, A., Cestnik, B., Debeljak, M., & Kobler, A. (2007). Data mining and visualization for decision support and modeling of public health-care resources. Journal of Biomedical Informatics, pp. 438–447.

Nicholson, S., Pauly, M., Ya Jung Wu, A., Murray, J., Teutsch, S., & Berger, M. (2008). Getting Real Performance out of Pay-for-Performance. The Milbank Quarterly, pp. 435–457.

O'Sullivan, D., Elazmeh, W., Wilk, S., Farion, K., Matwin, S., Michalowski, W., et al. (2008). Using Secondary Knowledge to Support Decision Tree Classification of Retrospective Clinical Data«,. MCD, 238–251.

Paddison, N. (2000). Index predicts individual service use. Health Management Technology, pp. 14–17.

Persson, M. (2009). Identification of Surgery Indicators by Mining Hospital. 20th International Workshop on Database and Expert Systems, (pp. 323–327).

Pope, G., Kautter, J., Ingber, M., Freeman, S., Sekar, R., & Newhart, C. (2011). Evaluation of the CMS-HCC Risk Adjustment Model. Baltimore: Centers for Medicare & Medicaid Services.

Reschke, P., Lauterbach, K., Wasem, J., Sehlen, S., Schiffhorst, G., & Schräder, W. (2004). Klassifikationsmodelle für Versicherte im Risikoausgleich. Berlin: Bundesmisterium für Gesundheit und Soziale Sicherheit.

Rosenthal, M., Landon, B., Normand, S.-L., Frank, R., & Epstein, A. (2006). Pay for Performance in Commercial HMOs. The New England Journal of Medicine, pp. 1895–1902.

Sculpher, A., & Briggs, M. (1998). An introduction to Markov modelling for economic evaluation. Pharmacoeconomics, pp. 397–409.

Serota, R., Lundy, A., Gottheil, E., Weinstein, S., & Sterling, R. (1995). Prediction of length of stay in an inpatient dual diagnosis unit. General Hospital Psychiatry, pp. 181–186.

Shea, D., Terza, J., Stuart, B., & Briesacher, B. (2007). Estimating the Effects of Prescription Drug Coverage for Medicare Beneficiaries. HSR: Health Services Research, pp. 933–949.

Silver, M., Sakata, T., Su, H., Herman, C., Dolins, S., & O'Shea, M. (2001). Case study: how to apply data mining techniques in a healthcare data warehouse. Journal of Healthcare Information Management , 15(2), pp. 155–164.

Street, A. (2003). How much confidence should we place in efficiency estimates? Health Economics, pp. 895–907.

Stuart, H., Coory, M., Martin, J., & Duckett, S. (2009). Using routine inpatient data to identify patients at risk of hospital readmission. BMC Health Services Research.

Thangavel, K., Jaganathan, P., & Easmi, P. (2006). Data Mining Approach to Cervical Cancer Patients Analysis Using Clustering Technique. Asian Journal of Information Technology, 413–417.

Van de Ven, W., & Ellis, R. (2000). Risk Adjustment in Competitive Health Plan Markets. In C. A. Newhouse J, Handbook of Health Economics (pp. 755–845). Amsterdam: North-Hollland.

Wong, W.-K., Moore, A., & Cooper, G. (2003). WSARE: What's Strange About Recent Events? Journal of Urban Health, i66-i75.

7   Welche Chancen und Risiken bietet das Engagement privatwirtschaftlicher Organisationen im Gesundheitswesen?

Gerd Glaeske

Zwei Fallbeispiele: Private Krankenhäuser und Pharmaindustrie

Ohne Zweifel gehört das deutsche Gesundheitswesen zu den leistungsfähigsten weltweit. Es bietet eine relativ rasche Umsetzung von innovativen Verfahren in Diagnostik und Therapie, es gibt kaum Wartezeiten für Patientinnen und Patienten, wenn eine medizinische Intervention dringend erforderlich ist, die Versicherten der Gesetzlichen Krankenversicherung (GKV), von der rund 90 % der deutschen Bevölkerung betreut werden, haben einen einkommensunabhängigen Anspruch auf notwendige Behandlungsmaßnahmen, unabhängig von ihrer Beitragshöhe, von Alter und Geschlecht und müssen, wenn sie zum Kreis der versicherungspflichtigen Personen gehören, auch unabhängig von Alter, Geschlecht oder Gesundheitszustand in eine gesetzliche Krankenversicherung aufgenommen werden (»Kontrahierungszwang«). Dieses solidarisch organisierte System steht in Deutschland einer privaten Krankenversicherung gegenüber, die in ihrer risikoäquivalenten Ausgestaltung Ein- und Ausschlusskriterien formuliert und die zu zahlenden Prämien nach den individuellen Risiken der Versicherten kalkuliert, die sich am Geschlecht, am Alter und am Gesundheitsstatus orientieren. Dennoch gibt es Schwachstellen im System der GKV (SVR 2009): So werden immer wieder Defizite in der Kommunikation, Kooperation und Koordination in den unterschiedlichen Behandlungsebenen beklagt. Ärztinnen und Ärzte aus dem stationären Bereich kommunizieren zu wenig mit den Kolleginnen und Kollegen aus dem ambulanten Sektor, eine Kooperation mit den Angehörigen anderer Gesundheitsberufe z. B. aus den Bereichen Pflege, Physiotherapie, Logopädie oder Pharmazie ist kaum erkennbar, die Koordination in der Patientenversorgung ist oftmals unbefriedigend, insbesondere an den Schnittstellen zwischen stationärer und ambulanter Versorgung, zwischen akuter oder rehabilitativer Behandlung oder zwischen medizinischer und psychotherapeutischer Intervention. Darunter leidet die Effizienz in unserem Versorgungssystem, das im internationalen Vergleich durchaus zu den kostenintensiven Gesundheitswesen zu rechnen ist. Darunter leidet aber auch die Umsetzung der vorliegenden Evidenz der Versorgung: Eine sektorenbezogene Medizin, die sich nicht daran orientiert, auf welcher Versorgungsebene die bestmögliche patientenorientierte Behandlung erbracht werden kann, sondern die eher egoistisch, auch wegen falsch gesetzter finanzieller Anreize versucht, die jeweiligen Patientinnen und Patienten für sich als »Abrechnungsobjekte« zu nutzen und zu wenig die vorliegenden Erkenntnisse für eine effiziente und qualitätsgesicherte Medizin berücksichtigt, führt oft genug zu Über- und Fehlversorgung. Die Anwendung der bestmöglichen aktuellen Evidenz in Diagnostik und Therapie führt nämlich am ehesten auch zu mehr Effizienz im Rahmen einer Integrierten Versorgung, die sich dem patientenorientierten Nutzen verpflichtet fühlt: Senkung der Mortalität und Morbiditätslast, Verringerung von unerwünschten Wirkungen einer Therapie und Verbesserung der Lebensqualität.

An diesem patientenorientierten Nutzen haben sich alle Maßnahmen und Veränderungen in unserem Gesundheitssystem zu orientieren, schließlich ist dieses System weder für die Ärzte noch für die Krankenhäuser, nicht für die Pharmaindustrie oder für die Apotheker, nicht für die Kranken- oder Pflegekassen gemacht worden, sondern zur Absicherung der Versicherten im Krankheitsfall. Der Zugang zum System, die am Bedarf orientierte Versorgung, die Effektivität der angewendeten Maßnahmen und die Qualität der Ergebnisse (»outcome«) sind daher wichtige Indikatoren, die es in Bezug auf neue gesetzliche Rahmenbedingungen oder auf neue Versorgungsstrukturen im Sinne der Patientenorientierung zu prüfen gilt.

Im Kontext solcher Analysen werden Diskussionen darüber geführt, ob die Effizienz des deutschen Gesundheitssystems, dessen erstarrte Strukturen aufgrund der ökonomischen und machtorientierten Interessen der Beteiligten auf Anbieterseite vielfach beklagt werden, durch Privatisierungsstrukturen verbessert werden kann. Dabei gewinnen Strategien des Wettbewerbs als treibende und immanente Prinzipien einer Privatisierung besondere Bedeutung, da man sich davon die Implementierung von Suchstrategien nach besseren Lösungen verspricht, die sich positiv auf die Effizienz des Systems auswirken könnten. Letztlich geht es also um Veränderungen der in unserem Versorgungssystem erkannten Schwachstellen und Defizite, bzw. um den Wettbewerb von privatwirtschaftlich ausgerichteten Organisationsformen mit den bestehenden gesetzlich determinierten Strukturen, um auf diese Weise eine bessere Versorgung für Patientinnen und Patienten zu erreichen. Ist dies aber realistisch im Rahmen der Strukturen eines Systems, in dem die Anbieter auch weiterhin als Entscheidungsinstanz dafür verantwortlich sind, welche medizinischen Leistungen bei den Patientinnen und Patienten zur Anwendung kommen, in dem sie also weiter die »Nachfragermacht« mit auch ökonomisch orientierten Interessen bleiben? Könnten nicht privatwirtschaftliche Organisationsformen das Gewinnstreben verstärken, auch zu Lasten der Qualität oder unter Nutzung von Selektionsstrategien in der Versorgung? In solchen Fällen würden möglichst nur noch die gewinnversprechenden Patientinnen und Patienten behandelt, bei denen der personelle, strukturelle und apparative Aufwand möglichst gering, die Abrechnungsmöglichkeiten aber möglichst hoch sind? Ist es überhaupt realistisch, im Rahmen eines sozialen Krankenversicherungssystems Strukturen zu fördern, die in privatwirtschaftlicher Orientierung an der Versorgung beteiligt sind? Schon das in diesem Zusammenhang formulierte Begriffsungetüm »Solidarische Wettbewerbsordnung« zeigt die Probleme (Rebscher 1996): Wettbewerbsordnung bedeutet letztlich gezügelter Wettbewerb – und selbst der ist im Rahmen einer gesetzlichen Krankenversicherung nur bedingt umsetzbar. Der einzig denkbare Wettbewerb, der in diesem Zusammenhang allerdings denkbar und zu fördern wäre, ist der um Qualität und Effizienz. So lange aber kaum finanzielle Anreize für bessere Qualität und Effizienz bestehen, so lange also Anstrengungen für mehr Kooperation, Koordination und Integration unter Berücksichtigung von »gesetzten« Qualitätsindikatoren und der Vermeidung von Selektionsmechanismen nicht ausdrücklich finanziell honoriert und deren Missachtung finanziell sanktioniert werden, wird sich der Wettbewerb letztlich nur auf Kosten der Patienten umsetzen, die schon vor Beginn der Behandlung in eine finanziell lohnende oder belastende Gruppe eingeteilt werden.

Fallbeispiel 1: Private Krankenhäuser

Es gibt bisher wenige Beispiele und Untersuchungen über die Versorgung in privatwirtschaftlichen Organisationsformen im Vergleich zur Regelversorgung. Im Bereich der Krankenhäuser, in dem sowohl kommunale, freigemeinnützige oder private Häuser nebeneinander existieren, gibt es erste Erkenntnisse, allerdings hauptsächlich für das amerikanische Gesundheitssystem. Obwohl die Strukturen und Voraussetzungen des US-amerikanischen Gesundheitssystems nur bedingt auf unser System übertragbar sind, sollen im Folgenden die Ergebnisse einiger Studien vorgestellt werden, da sie die prinzipiellen Unterschiede zwischen öffentlich und privat getragenen Krankenhäusern untersucht haben.

Privatisierungstendenzen und Wettbewerb im Krankenhausbereich

Zunächst die Entwicklung in Deutschland: Betrachtet man die absolute Anzahl der Krankenhäuser, so ist diese von 2.381 im Jahr 1992 auf 2.064 im Jahr 2010 zurückgegangen (1.758 Allgemeinkrankenhäuser und 306 sonstige Krankenhäuser). Dabei sind von diesem allgemeinen Rückgang offenbar nicht alle Krankenhausgrößen in gleichem Umfang betroffen, denn die Anzahl sehr kleiner Krankenhäuser mit weniger als 50 Betten hat in den letzten Jahren kontinuierlich zugenommen (Rolland 2005).

Jenseits von Krankenhausschließungen weisen die Längsschnittdaten einen weiteren klaren Trend aus: Die massiven Veränderungen in den Trägerstrukturen der Häuser. Lag der Anteil der Allgemeinkrankenhäuser unter privater Trägerschaft[1] bei Einführung der bundeseinheitlichen Krankenhausstatistik 1991 noch bei 14,8 %, so hatte sich dieser im Jahr 2010 bereits auf 32,9 % erhöht. Im selben Zeitraum ist der Anteil öffentlicher Krankenhäuser[2] von 46,0 % auf 30,5 % zurückgegangen.

---

1 D. h. Krankenhäuser, die von privat-gewerblichen Trägern unterhalten werden.
2 D. h. Krankenhäuser, die von öffentlichen Trägern, z. B. der Kommune unabhängig von ihrer Betriebsart getragen werden. Hierzu gehören kommunale

Der Anteil freigemeinnütziger Krankenhäuser[3] hat sich in der beschriebenen Periode dagegen nur um 2,5 Prozentpunkte auf 36,6 % verringert und kann damit als stabil bezeichnet werden. Damit lassen die Daten sowohl auf einen Trend zur materiell-orientierten als auch zur formellen Privatisierung von Krankenhäusern schließen.

Die beschriebenen Veränderungen in der Trägerstruktur spiegeln sich auch bei der Differenzierung der Betten nach Trägern wider. Dabei zeigt sich, dass der Anteil der privat getragenen Betten in den Allgemeinkrankenhäusern seit 2005 kontinuierlich angestiegen ist, von 59.000 auf 75.000. Dagegen sind die Bettenzahlen in den öffentlichen und freigemeinnützigen Häusern deutlich gesunken – von 250.000 auf 223.000 resp. von 176.000 auf 164.000. Diese Entwicklung kommt auch dadurch zustande, dass sich die privaten Träger in den vergangenen Jahren vor allem im Bereich der Allgemeinkrankenhäuser engagiert haben. Weil private Krankenhäuser allerdings häufig durch geringe bzw. mittlere Gesamtbettenzahlen, öffentliche Krankenhäuser dagegen mehrheitlich durch große Gesamtbettenzahlen gekennzeichnet sind, waren 2010 immer noch 48,5 % aller Betten in öffentlicher, 35,5 % in freigemeinnütziger und nur 16,2 % in privater Trägerschaft, obwohl die privaten Krankenhäuser bereits mit 28 % mehr als ein Viertel aller Einrichtungen stellten (DKG 2011). Andererseits gibt es einige große Krankenhäuser der Maximalversorgung, die privatisiert wurden. Unter ihnen befindet sich seit Kurzem auch das Universitätsklinikum Gießen/Marburg als erstes vollständiges Universitätsklinikum (Wissenschaftsrat 2005). Bei den Indikatoren Berechnungs- und Belegungstage sowie bei den Fallzahlen verzeichneten die privaten Krankenhäuser in den vergangenen Jahren immer positive Ergebnisse (von 2009 auf 2010 z.B. 1,3 % resp.

Betriebe in privater Rechtsform (z.B. GmbH), kommunale Eigenbetriebe sowie Regiebetriebe der kommunalen Verwaltung. Sonstige öffentliche Träger können z.B. der Bund, ein Land, ein höherer Kommunalverband oder eine Stiftung des öffentlichen Rechts sein.

3 D.h. Krankenhäuser, die von freigemeinnützigen Trägern, d.h. Trägern der freien Wohlfahrtspflege (einschließlich der Religionsgemeinschaften des öffentlichen Rechts) getragen werden.

3,8 %) und lagen deutlich über den Ergebnissen der öffentlichen und freigemeinnützigen Krankenhäuser, nur die durchschnittliche Verweildauer sank in den privaten Krankenhäusern etwas langsamer als bei den öffentlichen und freigemeinnützigen – sie betrug in den privaten Einrichtungen noch 7,5 Tage, in den übrigen 7,3 Tage (Werte für 2010; DKG 2011). Dies könnte mit der etwas geringeren Bettenauslastung korrelieren: Die lag im Jahre 2010 in den privaten Krankenhäusern bei 74,9 %, in den öffentlichen bei 77,7 % (DKG 2011).

Macht die Trägerschaft einen Unterschied? – Internationale Evidenz

Die (zu erwartenden) Effekte und Wirkungen der oben beschriebenen Entwicklung, die auch mit dem vermehrten Engagement gewinnorientierter Krankenhausträger im deutschen Krankenhausmarkt einhergeht, werden kontrovers diskutiert. Der Sachverständigenrat Gesundheit hat sich in seinem Gutachten 2003 bereits dahingehend geäußert, dass »weitgehend ungeklärt sei, welchen Einfluss die Träger- bzw. Eigentümerstruktur auf das Leistungsangebot und die Qualität der Krankenversorgung ausübt«. Zugleich wurde empfohlen, die »Auswirkungen der Eigentümerstruktur auf die Qualität und Effizienz der Versorgung mit Mitteln der Versorgungsforschung [...zu untersuchen ...].« (SVR 2003, Ziffer 947).

Auch heute gibt es in Deutschland noch keine ausreichende Anzahl an Studien, die gewinnorientierte und gemeinnützige Krankenhäuser systematisch vergleichen und so Anhaltspunkte für die zu erwartenden Wirkungen des Wandels der Trägerstrukturen – beispielsweise auf die Versorgungsqualität – geben können. Einen gewissen Einblick bieten allenfalls die Jahresberichte der Helios-Kliniken.

Vor dem Hintergrund der noch mangelnden deutschen Empirie scheint es daher von Interesse, die zur Verfügung stehenden internationalen Studien, welche die Wirkungen schon lange bestehender unterschiedlicher Trägerstrukturen, vor allem im amerikanischen Kontext, untersuchen, zu reflektieren. Dies sollte jedoch immer, wie schon angedeutet, im Wissen geschehen, dass das deutsche und das amerikanische

Gesundheitssystem sehr unterschiedlich sind, und eine Übertragbarkeit der Studienergebnisse somit nur in sehr begrenztem Umfang sinnvoll erscheint. Zentrales Interesse gilt zunächst der Frage des Zusammenhangs von Trägertypen und Mortalitätsraten. Hier zeigt eine Metastudie von Devereaux et al. (2002), dass bei sechs der einbezogenen 14 Studien – nach Kontrolle der Moderatorvariablen – private nicht-gewinnorientierte Krankenhäuser ein signifikant niedrigeres Mortalitätsrisiko aufweisen als private gewinnorientierte Einrichtungen. Nur in einer der 14 analysierten Studien waren private, gewinnorientierte Krankenhäuser im Vergleich zu nicht-gewinnorientierten Häusern durch ein geringeres Mortalitätsrisiko charakterisiert. Allerdings berichteten sieben – und damit die Hälfte – der in die Meta-Analyse eingegangen Studien auf die Frage nach dem Zusammenhang von Trägerschaft und Mortalitätsrisiko nur ein indifferentes Ergebnis. Insgesamt zeigt die der Studie zu Grunde liegende gepoolte Analyse ein signifikant höheres Mortalitätsrisiko in privaten, gewinnorientierten Krankenhäusern[4]. Dieses Ergebnis wird durch eine weitere systematische Auswertung von 69, ebenfalls dem Peer-Review-Verfahren unterliegenden, empirischen Studien komplettiert, die die Auswirkung des Trägertyps auf die Qualität der Versorgung untersucht: Nach dieser Analyse weisen 59 % der Studien eine bessere Versorgungsqualität der nicht-gewinnorientierten Krankenhäuser aus. 29 % sahen keine Differenz zwischen den beiden Trägerarten und lediglich 12 % zeigten, dass gewinnorientierte Häuser durch eine bessere Qualität gekennzeichnet sind als die nicht-gewinnorientierten Anbieter von Krankenhausleistungen (Rosenau u. Linder 2003).

Eine andere, ebenfalls US-amerikanische Studie geht der Frage nach, wie das Leistungsspektrum eines Krankenhauses mit seiner Trägerschaft variiert (Horwitz 2005). Dabei zeigt die vergleichende Analyse eines mehr als 30 übliche Krankenhausleistungen umfassenden Katalo-

---

4 Die Tatsache, dass die Ergebnisse der genannten Studie auf einer Datenanalyse mit mehrfach gepoolten Daten beruhen, ist kein stichhaltiges Argument, um die komplette Studie in Zweifel zu ziehen.

ges, dass öffentliche Häuser mit einer höheren Wahrscheinlichkeit als private Häuser auch vergleichsweise unrentable Leistungen anbieten. Die privaten Krankenhäuser haben ihrerseits eine erhöhte Wahrscheinlichkeit, sich auf vergleichsweise rentable Leistungen zu konzentrieren. Außerdem scheinen die Krankenhäuser in privater Trägerschaft – insbesondere die privaten gewinnorientierten – sehr viel schneller auf Veränderungen in der Rentabilität von Leistungen zu reagieren.

Neben den oben dargestellten Studien gibt es auch Arbeiten, welche die Kosten der Leistungserbringung nach dem jeweiligen Trägertyp untersuchen. Dabei zeigt eine systematische Auswertung von 56 Einzelstudien (Rosenau u. Linder 2003), dass die nicht-gewinnorientierten Krankenhäuser unter Kosten/Effizienz-Gesichtspunkten in der Mehrheit dieser Studien besser abschneiden: Während in 23 % der Studien die gewinnorientierten Krankenhäuser in Bezug auf die Kosten/Effizienz einen Vorsprung vor den nicht-gewinnorientierten hatten, zeigte sich in 77 % der Studien entweder eine Überlegenheit der nicht-gewinnorientierten oder kein Unterschied zwischen den beiden Trägertypen. Ähnlich sind auch die Schlussfolgerungen einer Metastudie, die im Rahmen einer gepoolten Analyse die Kosten von privaten gewinnorientierten und privaten nicht-gewinnorientierten Krankenhäusern vergleicht. Dabei scheint vor allem erwähnenswert, dass gerade jene Studien, die die umfassendste Kontrolle der Moderatorvariablen gewährleisten, signifikant höhere Kosten für die Behandlung in privaten gewinnorientierten Häusern ausweisen als in deren gemeinnützigen Pendants (Devereaux et al. 2004).

Die oben beschriebene Entwicklung des Trägerspektrums wird von einer Zunahme von Zusammenschlüssen von Krankenhäusern begleitet. Diese Entwicklung beschränkt sich keinesfalls auf die privaten Einrichtungen, sondern kann ebenso im Bereich der öffentlichen und der freigemeinnützigen Krankenhäuser beobachtet werden (Wambach 2006) – wobei Kooperationen über Trägergrenzen hinweg bisher selten sind (Beispiele siehe Preusker 2006). Am deutlichsten wird der Trend der ›Kettenbildung‹, dem Zusammenschluss mehrerer Krankenhäuser unter einem gemeinsamen Dach, allerdings im privaten Sektor beobachtet (Asklepios, Rhön-Klinikum AG, Helios Kliniken, Sana GmbH & Co. KGaA).

Die Gründe für die oben beschriebenen Trends zur Privatisierung und Kettenbildung sind vielschichtig und können in folgenden Punkten zusammengefasst werden:

- Private Krankenhäuser können Veränderungen und Anpassungen oftmals schneller umsetzen als öffentliche Träger, die sich häufig mit bürokratischen Prozessen konfrontiert sehen.
- Private Krankenhäuser besitzen eine höhere Flexibilität, wenn es um Tarifverträge und um Änderungen der Altersversorgung (VBL) geht.
- Private Krankenhäuser haben einen wesentlich besseren Zugang zum Kapitalmarkt, der ihnen zügige Investitionen erlaubt.
- Krankenhäuser, die in einer Klinikkette zusammengeschlossen sind, besitzen Vorteile bei der Beschaffung von Geräten und Verbrauchsmaterial. Mindestmengen (§ 137 SGB V) sind im Kontext von Klinikketten leichter zu erreichen, da diese die Patienten intern ›umverteilen‹ können. Dies schränkt allerdings die freie Wahl des Krankenhauses durch den Patienten und den überweisenden Arzt ein.
- Kettenbildung erlaubt Skaleneffekte (Fixkostendegression), kann die Qualität der Leistungserbringung verbessern und erlaubt Forschung auf der Basis größerer Fallzahlen.
- Im Falle, dass ein privater Träger mit seiner Klinikkette Renommee gewinnt, kann dieser Markenartikel selbst zum Werbeträger werden und damit einen Wettbewerbsvorteil darstellen.

Insgesamt kann also gefolgert werden, dass privatwirtschaftlich organisierte Versorgungsstrukturen im Umfeld eines sozialen Krankenversicherungssystems bemüht sind, die Effizienz, aber auch den Gewinn zu steigern (in öffentlichen Krankenhäusern sollen zwischen 3 und 5 % Gewinn erreicht werden, in privaten Einrichtungen bis zu 20 %). Inwiefern dies auch die Qualität der Versorgung berührt, Risikoselektionen von Patientinnen und Patienten nach sich zieht, Veränderungen im Personalschlüssel bezüglich der Ärztinnen und Ärzte und des Pflegepersonals erkennbar werden lässt (interessanterweise werden in privaten Einrichtungen mehr Ärzte pro Bett eingestellt, während Pflegepersonal abgebaut wird) und diese Veränderungen auf die Qualität der Versorgung Einfluss haben, muss in Deutschland weiter untersucht werden. Ergebnisse aus amerikanischen Studien bieten zumindest Anhaltspunkte dafür, dass sich die Versorgungssituation für Patientinnen und Patienten verschlechtern kann, wenn Gewinnstreben und Wettbewerbsstrategien ohne gleichzeitig vereinbarte patientenorientierte Qualitätsindikatoren in ein Gesundheitswesen Einzug halten.

Es sollte unter diesen Bedingungen eine Wettbewerbsordnung geben, mit der die Transparenz der Versorgung geregelt, die leitliniengerechte und -orientierte Behandlung gefordert und überprüft und Nachteile für Patientinnen und Patienten (z.B. durch Risikoselektion oder eingeschränkte Informationsvermittlung über mögliche Behandlungsalternativen) sanktioniert werden. Der grundsätzliche Nachteil, das soziale Gut Gesundheit den Profitinteressen von Anbietern und Entscheidern im medizinischen Behandlungsprozess zu überlassen, kann nur über entsprechende Rahmenbedingungen ausgeglichen werden, die alle Beteiligten verpflichtend und unter Androhung von spürbaren Sanktionen (z.B. zeitliches Aussetzen oder auch Kündigung des Versorgungsvertrages) zu berücksichtigen haben – ansonsten könnte die Patientenorientierung der Versorgung erheblichen Schaden erleiden.

Fallbeispiel 2: Pharmafirmen als Vertragspartner

Die privaten Krankenhäuser sind mittlerweile eine feste Größe auf der Angebotsseite in unserem Gesundheitssystem, die privatwirtschaftliche Organisation der stationären Versorgung hat durchaus zu Bewegung und zu einem gewissen Qualitätswettbewerb im Krankenhausbereich geführt. Die produktbezogenen Alternativen halten sich in der stationären Versorgung eher in Grenzen, die Angebote in den öffentlichen, freien gemeinnützigen oder privaten Krankenhäusern sind so unterschiedlich nicht, als dass schon daraus ein Leistungs- oder Produktwettbewerb entstehen könnte. Vielmehr steht eine mögliche Optimierung von Effizienz, Kooperation und Koordination in der Behandlung im Mittelpunkt, die für die privaten Unternehmen zu mehr Gewinn als in den öffentlichen Krankenhäusern führen soll. Wenn diese Optimierung mit vergleichbarer oder sogar besserer Qualität und vergleichbaren Ergebnissen einhergeht, kommt dieser Qualitätswettbewerb letztlich auch dem System und den Patienten zugute!

Nun haben sich aber die privatwirtschaftlichen Einflüsse auf die Versorgung erweitert, seit dem Jahre 2010 ist nun auch erstmals ein pharmazeutisches Unternehmen, wenn auch über eine Managementgesellschaft, in die Integrierte Versorgung nach § 140 a ff. eingebunden. Solche Managementgesellschaften sind nach § 140 b Abs. 1, Nr. 4 SGB V: »Träger von Einrichtungen, die eine Integrierte Versorgung nach § 140 a ff. durch zur Versorgung der Versicherten nach dem vierten Kapitel berechtigten Leistungserbringer anbieten.« Derartige Managementgesellschaften sind schon seit einiger Zeit tätig. Beispiele sind die almeda GmbH, die Gesundes Kinzigtal GmbH, die via medis GmbH u. a. (Gersch et al. 2010). Gersch et al. (2010) stellen unter dem Titel: »Managementgesellschaften – Gelegenheitsfenster für branchenfremde Akteure im Gesundheitswesen« sehr richtig als Ziel der gesetzlichen Grundlagen für die Mitwirkung von Managementgesellschaften in der Versorgung von Versicherten der Gesetzlichen Krankenversicherung (GKV) die Liberalisierung des ersten Gesundheitsmarktes in den Mittelpunkt. Schließlich war auch vom Sachverständigenrat Gesundheit die bislang stark reglementierte und durch verkrustete sektorale Strukturen gekennzeichnete Situation im Gesundheitswesen kritisiert worden. Die nun in Niedersachsen gegründete Managementgesellschaft I3G GmbH (Institut für Innovation und Integration im Gesundheitswesen GmbH) ist eine hundertprozentige Tochter des Pharmaunternehmens Janssen. Mit dieser Managementgesellschaft hat die Allgemeine Ortskrankenkasse AOK Niedersachsen einen Vertrag zur Integrierten Versorgung nach § 140 a ff. abgeschlossen, der zum Ziel hat, die über 18jährigen Versicherten mit einer sog. F2-Störung (Schizophreniediagnosen nach ICD 10) im Rahmen eines auf Koordination und Kooperation angelegten Vertrages behandeln zu lassen. Diese Managementgesellschaft ist also die Auftragnehmerin der AOK, sie bedient sich aber der Care4S (Care for Schizophrenia), einer Gesellschaft, die vor Ort ein Netzwerk aus niedergelassenen Fachärzten und ambulant psychiatrischer Fachpflege sowie Soziotherapie und Physiotherapie entwickeln soll. In dieses Netzwerk können die betroffenen Patientinnen und Patienten von den behandelnden Ärztinnen und Ärzten überwiesen werden. Die Care4S ist wiederum Auftragnehmerin der I3G und somit abhängig von deren Entscheidungen und strategischen Konzepten. Die Care4S wird übrigens von einem Schweizer Unternehmen, der Turgot Ventures, finanziert, das sich zum Ziel gesetzt hat, Geschäftskonzepte in attraktiven Wachstumsfeldern in Deutschland zu entwickeln.

Über eine Managementgesellschaft wurde somit ein pharmazeutisches Unternehmen zum Vertragspartner der AOK in einem Versorgungsbereich, in dem dessen Produkte eine besondere Bedeutung haben. Die Firma Janssen ist nämlich in Deutschland, aber auch weltweit einer der umsatzstärksten Anbieter von Neuroleptika, den typischen Arzneimitteln, die bei der Behandlung einer Schizophrenie eingesetzt werden (z. B. Haldol oder Risperdal). Pharmazeutische Firmen wie Janssen verfolgen schon seit geraumer Zeit die Strategie, nicht nur Anbieter von Produkten im Rahmen einer Behandlung zu sein, sondern auch die gesamte Versorgung mitzutragen, oder besser gesagt, mit zu beeinflussen, weil sie mit ihren Arzneimitteln bisher nur ein bestimmtes Produkt für die Behandlung zur Verfügung stellen, ohne den Wert des Arzneimittels in einer abgestimmte Versorgungssituation herausstellen zu können. Pharmazeutische Hersteller wollen in diesem Sinne nicht mehr nur Anbieter eines Produktes sein, sondern die gesamte Behandlungskette mit beeinflussen und zum Dienstleister und Organisator in der Versorgung werden.

Pharmafirmen in der Patientenversorgung?

Pharmazeutische Hersteller haben schon über viele Jahre beklagt, dass sie nicht als direkter Vertragspartner der gesetzlichen Krankenkassen die Arzneimittelversorgung mitbestimmen konnten, sondern dass sie oft genug mit Verträgen zu Lasten Dritter, nämlich zu ihren Lasten, betroffen waren. Dies gilt für Verträge der Ärzte mit den Krankenkassen über Einsparvolumina durch Generika-Richtgrößen, durch me-too-Listen (Vermeidung von Scheininnovationen), durch die aut-idem-Regelung (Ärzte verordnen den Wirkstoff, die Apotheker geben ein preisgünstiges Produkt ab), durch Regelungen zu den Re-Importquoten (die Preise von importierten Mitteln sind häufig günstiger als die Preise der gleichen Arzneimittel im Inland) bis hin zu gesetzlichen Regelungen über den Herstellerrabatt bei patentgeschützten Arzneimitteln (früher 16 %, seit dem 1.1.2014 7% vom Herstellerabgabepreis, zu zahlen an die gesetzlichen Krankenversicherungen). Seit dem GKV-Modernisierungsgesetz (GMG) im Jahre 2004 gibt es nun erstmals direkte Vertragsmöglichkeiten pharmazeutischer Hersteller mit den Krankenkassen im Rahmen von Rabattverträgen nach § 130 a, Abs. 8, die auf der Basis von Ausschreibungen der Kassen und den Angeboten der Hersteller zustande kommen. Ein Unternehmen kann sich auf diese Weise eine bevorzugte Stellung bei der Versorgung der Versicherten der jeweiligen Kassen verschaffen, weil dann ganz bestimmte Arzneimittelwirkstoffe vor allem von dem Hersteller zur Anwendung kommen müssen, der die Ausschreibung für sich entschieden hat. Der Hersteller hat damit die Chance, den jeweiligen Wirkstoffmarkt mit seinen Produkten zu besetzen, allerdings im Rahmen eines durchaus »harten« Preiswettbewerbs mit anderen potenziellen pharmazeutischen Lieferfirmen. Die gesetzlichen Rahmenbedingungen für die Organisation von integrierter Versorgung über Managementgesellschaften gibt den Firmen nun aber auch die Möglichkeit, inhaltlich in die Versorgungsabläufe eingreifen zu können. Der Niedersachsen-Vertrag hat zu erheblichen Kontroversen geführt, weil das Verständnis dafür, sich in einem Versorgungsvertrag ausgerechnet mit einer Managementgesellschaft eines pharmazeutischen Herstellers einzulassen, eher gering war, zumal es sich um ein Krankheitsbild handelte, das für den Hersteller von außerordentlich hohem wirtschaftlichen Interesse ist. Es besteht daher ohne Zweifel die Gefahr, dass sich in der Versorgung die umstrittenen Praktiken der Pharmaindustrie wiederfinden, die schon immer die Arzneimitteltherapie begleitet haben. Einige Aspekte sollen hier zur Erinnerung in den folgenden Kapiteln kurz vorgestellt werden:

Im Mittelpunkt: Pillen und Profite oder die Patienten?

Die Bedeutung der pharmazeutischen Industrie für den Standort Deutschland und für die Versorgung von Patientinnen und Patienten ist unstrittig. Effektive Medikamente, mit deren Hilfe Krankheiten und ihre Folgen besser behandelt werden können als früher, tragen erheblich zum Gewinn an Lebensqualität für den Einzelnen und an Wohlfahrt für die Gesellschaft bei. In den letzten Jahren sind einige Medikamente auf den Markt gekommen, die bedeutende therapeutische Fortschritte ermöglichten. Als Beispiele seien an dieser Stelle die antiretroviralen Medikamente zur Behandlung von AIDS, die u. a. bei der Therapie infektiöser Leberentzündungen eingesetzten Interferone, die Gruppe der so genannten Protonenpumpenhemmer, welche die Magensäureproduktion wirksamer unterdrücken als Vorgängerpräparate, die im Vergleich zu älteren Medikamenten nebenwirkungsärmeren Antidepressiva vom SSRI-Typ sowie die verschiedenen neuen Hemmstoffe der Blutgerinnung, die bei der Behandlung der koronaren Herzerkrankung zum Einsatz kommen, genannt. Durch den Einsatz neuerer Medikamente können u. U. Kosten in anderen Sektoren wie z. B. bei Krankenhausaufenthalten eingespart werden. Ein Beispiel hierfür ist die Eradikationstherapie bei Magen-Darm-Geschwüren (Glaeske et al. 2003; Glaeske 2010). Um eine gewisse Marktmacht trotz des Konkurrenzdrucks ausüben zu können, ist die Kundenbindung aus Sicht der Pharmaunternehmen besonders wichtig. Durch entsprechende Maßnahmen gegenüber Ärzten und Patienten sollen Verordnung und Kauf der eigenen Arzneimittel gesichert werden. Die Bereitstellung von Informationen über das Produkt und die Verankerung des Firmen- oder Produktnamens im Bewusstsein von Ärzten und Patienten gehen hier meist Hand in Hand. Dabei kann ökonomisch rationales Handeln einzelner Pharmaunternehmen in Konflikt mit gesellschaftlichen Interessen geraten. Die Forderungen nach einer nicht interessengeleiteten, in ihrer Qualität gesicherten ärztlichen Aus-, Weiter- und Fortbildung als auch nach einer verständlichen, zuverlässigen und unabhängigen Nutzerinformation sind die nachvollziehbare Konsequenz aus dem Beeinflussungspotenzial der Pharmaunternehmen.

Für den Absatz der Produkte der Pharmaunternehmen ist nicht zuletzt das Verhalten von Ärzten, Apothekern, Krankenhäusern und Patienten entscheidend. Zum Zeitpunkt der Verordnung muss der Arzt Informationen über die Existenz und Wirkungsweise eines Präparates besitzen. Darüber hinaus ist der Aufbau einer Kundenbindung – also wiederholtes Verordnen bzw. Nachfragen des gleichen Präparats – aus Sicht des Pharmaunternehmens wünschenswert.

Informationssteuerung und Produktmarketing zielen vor oder nach der Markteinführung eines Arzneimittels darauf ab, das zu behandelnde Krankheitsbild sowie den Produktnamen oder den Herstellernamen im

Bewusstsein der verordnenden Ärzte und der Verbraucher zu verankern. Im Vorfeld der Markteinführung eines neuen Medikaments wird häufig versucht, den Eindruck eines (objektiven) Bedarfs zu erwecken, auf den Verordnende und potenzielle Endverbraucher mit dem Wunsch nach einer Lösung reagieren sollen. Informationen zu Krankheiten und Medikamenten werden über den Lebenszyklus eines Produkts in unterschiedlichen Strategien gezielt selektiert vermittelt. Dazu gehören u. a.:

- das Erstellen vielfältiger Pressematerialien, die teilweise direkt von den Medien verwendet werden; entsprechende Berichte lenken die Aufmerksamkeit auf die fokussierte ›Krankheit‹ und die passenden ›Therapieoptionen‹,
- das Sponsoring von ›unabhängigen Experten‹, ›wissenschaftlichen‹ Symposien und anderen Informations- und Fortbildungsveranstaltungen bis hin zu internationalen Konsensuskonferenzen,
- das Entsenden von Pharmareferenten, die in Praxen und Krankenhäusern Informationen zu bestimmten Produkten bereitstellen,
- die Finanzierung von so genannten Anwendungs-Beobachtungs-Studien, deren Ergebnisse nicht immer wissenschaftlich wertvoll sind und die teilweise selektiv publiziert werden,
- die Unterstützung (bis hin zur Gründung) von Selbsthilfeorganisationen, aus deren Reihen bei Bedarf Betroffene für Auskünfte zur Verfügung stehen und
- die Initiierung und Beteiligung an ›Aufklärungskampagnen‹ zu absatzrelevanten Gesundheitsstörungen.

Die produktbezogenen Strategien der pharmazeutischen Hersteller sind also unübersehbar und haben sich auch in den vergangenen Jahren nicht grundlegend verändert. Hierfür gibt es viele Beispiele (siehe auch Glaeske 2011 a).

Marketingstrategien und Medikalisierung

Zu den Marketingstrategien der Industrie gehört auch das »Erfinden« von Krankheiten. Zumindest fördern Pharmaunternehmen durch unterschiedliche Aktivitäten die Ausweitung von Krankheitsbegriffen (disease mongering) mit dem Ziel, Absatzmärkte zu erschließen und Marktchancen zu erhöhen. Disease mongering trägt zur seit langem kritisierten Medikalisierung des Lebens bei. Der Begriff Medikalisierung bezeichnet die Ausweitung medizinischer Behandlungsindikationen in bisher nicht als behandlungsbedürftig angesehene Bereiche, z. B. bei der Umdeklarierung des natürlichen Vorgangs der Wechseljahre zur Hormonmangelkrankheit. Im Verlauf dieses Prozesses prägen professionelle ärztliche Deutungsmuster die Laieninterpretation körperlicher und psychischer Phänomene (»Iatrogenisierung«). Die Medizin dehnt so ihren Einfluss auf immer größere Anteile des Alltagslebens und -befindens aus. Gesellschaft, Industrie und Ärzte wirken hierbei zusammen, denn »inventing curable maladies for the essentially incurable condition of being human will continue to appeal to public and profit combined« (Baker et al. 2003, S. 251).

Bei der Veröffentlichung der Ergebnisse klinischer Studien besteht generell eine Tendenz zum selektiven Publizieren ›günstiger‹ Untersuchungsergebnisse. Statistisch signifikante Ergebnisse werden eher veröffentlicht als nicht signifikante. Für solche Verzerrungen sind nicht nur die Autoren oder Auftraggeber, sondern oftmals auch Reviewer oder Herausgeber von Fachzeitschriften verantwortlich. Nach Chanet et al. (2004) liegt die Odds Ratio für Daten zur Wirksamkeit (efficacy) zugunsten signifikanter Ergebnisse bei 2,4 (95 %-Konfidenzintervall 1,4 bis 4,0), für Daten zu Risiken sogar bei 4,7 (95 %-Konfidenzintervall 1,8 bis 12,0). Positive Studienergebnisse werden deutlich schneller veröffentlicht als negative. In vielen Fällen weichen die veröffentlichten Ergebnisberichte in relevanten Punkten von den Studienprotokollen ab, die bei Ethikkommissionen zur Genehmigung eingereicht wurden (vgl. auch Stern u. Simes 1997; Ionannidis 1998; Melander et al. 2003).

Anhand von Studien zu den neueren Antidepressiva der Gruppe der Selektiven Serotoninantagonisten (SSRI) untersuchten Melander et al. (2003) das Phänomen des ›selektiven Veröffentlichens‹ (selective reporting). Sie verglichen veröffentlichte Studienergebnisse mit den im Rahmen des schwedischen Zulassungsverfahrens eingereichten Dokumenten. Neben Beispielen für die Mehrfachpublikation von Studien fanden die Autoren Hinweise auf selektives Veröffentlichen positiver Ergebnisse: 21 von 42 Studien fielen zugunsten der Testsubstanz aus. Von diesen wurden 19 als Einzelstudien veröffentlicht; von den aus Sicht der Industrie ungünstig ausgefallenen 21 Untersuchungen waren es nur sechs. Des Weiteren ließ sich nachweisen, dass zumeist keine so genannten Intention-to-treat-Analysen publiziert wurden. In solche Analysen gehen die Daten aller ursprünglich randomisierten Patienten ein, also auch derer, die die Studie vorzeitig abgebrochen haben oder für die Endauswertung nicht mehr erreicht wurden. Daher fallen die Ergebnisse dieser Auswertungen in der Regel ›ungünstiger‹, aber realistischer aus als herkömmliche, die lediglich die vollständig vorliegenden Fallinformationen einbeziehen und so unter Umständen Therapieeffekte stark überschätzen.

Die Pharmaindustrie – wirklich ein guter Vertragspartner?

Ist bei dieser Vorgeschichte und den bekannten Marketing- und »gebiasten« Informationsstrategien die Pharmaindustrie wirklich ein guter privatwirtschaftlicher Partner in Versorgungsverträgen, in den Vertrauen auf die im Vordergrund stehende Verbesserung der Patientenversorgung gesetzt werden kann? Die Unterschiede zwischen dem Pharmabereich und den privaten Krankenhäusern liegen auf der Hand: Private Krankenhäuser sind Versorgungsinstitutionen, die alle notwendigen medizinischen Interventionen möglichst bedarfsgerecht anwenden, Arzneimittel sind Produkte, die im Rahmen einer Versorgungssituation eine mögliche Option unter anderen darstellen. Es steht zu befürchten, dass die pharmazeutische Industrie als privatwirtschaftlich agierender Vertragspartner sehr gezielt die Option »Arzneimitteltherapie« fördern wird – die Medikalisierungsstrategie ist dabei ebenso als Grund heranzuziehen wie das produktbezogene Gewinnstreben. Unter Berücksichtigung der üblichen und weiter oben kurz geschilderten Strategien des interessensgeleiteten Produktmarketings und der z. T. selektiven Informationsstrategien halte ich ein privatwirtschaftliches Engagement pharmazeutischer Hersteller in einem Konzept der Integrierten Versorgung für ausgesprochen problematisch, weil die Dominanz einer ärztlichen Medikalisierung nicht unbedingt dem patientenorientierten Nutzen entspricht. In diesem Zusammenhang gibt es im Bereich der Schizophrenie-behandlung nichtmedikamentöse Therapiemodule, auf die in internationalen Leitlinien hingewiesen wird (NICE 2009; Aderhold 2011):

- Mindestens 16 Sitzungen kognitiv-behaviorale Einzeltherapie für jeden Patienten
- Mindestens 10 Sitzungen Familienintervention für Familien, weitere Bezugspersonen und möglichst die Person mit Schizophrenie, wenn diese in engem Kontakt miteinander stehen
- Möglicherweise Kunsttherapie
- Möglicherweise die Anwendung psychoanalytischer und psychodynamischer Prinzipien, um Menschen mit Schizophrenie zu helfen, ihre Erfahrungen und zwischenmenschlichen Beziehungen zu verstehen

Zusätzlich wird auf folgende Aspekte hingewiesen:

- Wenn sich der Patient für ein Absetzen der Medikation entscheidet, besteht die Pflicht, ihn über das höhere Rückfallrisiko ein bis zwei Jahre nach dem Absetzen zu informieren. Dieser Absetzversuch soll dann durch langsame Reduktion der Dosis und kontinuierliche Kontrolle der Symptome über zwei Jahre begleitet werden
- Beginn der antipsychotischen Medikation mit einer Dosis am unteren Rande des Dosierungsbereiches und langsame titrierende Höherdosierung innerhalb des vorgegebenen Dosisbereichs
- Keine regelmäßige kombinierte antipsychotische Medikation, außer für kurze Zeiträume
- Vollständige Aufklärung vor Beginn der Medikation
- Möglichst gemeinsame (kollaborative) Erarbeitung von Vorausverfügungen
- Information über das Recht zur Beschwerde

Ganz in diesem Sinne kommt ein Symposium »Gute Praxis psychotherapeutischer Versorgung: Psychosen« zu dem Schluss, dass die psychotherapeutische Behandlung von Patientinnen und Patienten mit Schizophrenie trotz möglicher Erfolge und des Nutzens für viele Betroffene viel zu selten angewendet wird (Bühring 2012). Genau diese Angebote müssten mehr als bisher in Konzepten der Integrierten Versorgung berücksichtigt werden. Aber ist das denkbar in einem Vertragsumfeld, in dem das Ziel ist, die Kosten für die Regelversorgung zu senken und die Anzahl der Klinikaufenthalte zu verringern? Dies kann am ehesten durch eine dauerhafte Medikalisierung erreicht werden – und die ist ganz sicher nicht immer zum Nutzen der Patienten. In den kommenden sieben Jahren, so wird gemutmaßt, erhält die Tochterfirma der Janssen-Cilag GmbH, die I3G, 52 Millionen Euro pro Jahr, nämlich den Betrag, den die derzeitige Regelversorgung ausmacht. Und wenn die Integrierte Versorgung nun finanziell günstiger wird, bleibt der Gewinn bei der I3G, sprich bei der Firma Janssen. Experten gehen davon aus, dass zehn Millionen Euro pro Jahr einzusparen wären, wenn die Anzahl der stationären Aufenthalte durch eine kontinuierliche Arzneimitteltherapie gesenkt werden könnte (Reuter 2011). Und daran soll sich dann der Wert einer Arzneimitteltherapie mit Neuroleptika zeigen? Welches Patientenbild steht hinter einer solchen mechanistischen Berechnung auch auf Seiten der AOK Niedersachsen, wenn die Schizophreniebehandlung vor allem auf die zuverlässige Einnahme eines pharmazeutischen Produktes eines Vertragspartners reduziert wird und Aspekte der Einsparungen, nicht aber die Qualitäts- und Patientenorientierung im Vordergrund stehen? Die Aussage »Wer als Werkzeug nur einen Hammer hat, sieht in jedem Problem einen Nagel« beschreibt – frei nach Paul Watzlawik – eine solche Einstellung zur Arzneimitteltherapie. Strategien der gemeindenahen nichtmedikamentösen Versorgung, der Unterstützung durch Tageskliniken, der grundsätzlichen Substitution selbst sinnvoller stationärer Behandlungen durch eine ambulante Arzneimitteltherapie oder der Nutzung psychotherapeutischer Verfahren laufen Gefahr, in den Hintergrund zu treten – zum Schaden der Patientinnen und Patienten. Die Evaluation dieser Integrierten Versorgung wird ohne Zweifel wichtige Erkenntnisse zu Tage fördern – ob eine solche Evaluation allerdings die patientenorientierten Vorteile überhaupt erfassen kann, muss bezweifelt werden – eine randomisierte Zuteilung zur Interventions- und zu einer Kontrollgruppe ist nach dem derzeitigen Kenntnisstand nicht vorgesehen. Historische Kontrollen auf der Basis von Sekundärdaten können aber nur ein eingeschränktes Bild des Erfolgs abbilden, selbst im Hinblick auf Fragen von Kosten und Einsparungen.

Fazit

Das Engagement privatwirtschaftlicher Organisationen im Rahmen der gesetzlichen Krankenversicherung kann in unserem Gesundheitssystem ohne Zweifel dazu beitragen, die Effizienz von Behandlungsabläufen zu verbessern und bei einem Wettbewerb um die Qualität der Versorgung gleichzeitig auch für die Versicherten Vorteile mit sich bringen. Grundsätzlich, aber erst recht im Zusammenhang mit privatwirtschaftlichen Interessen an der Patientenversorgung, müssen Rahmenbedingungen vorhanden sein, die eine durch ökonomische Anreize geförderte Unter-, Über- und Fehlversorgung vermeiden helfen, die Selektionsprozesse von mehr oder weniger »risikobeladenen« Patientinnen und Patienten unterbinden und die eine bedarfsgerechte, notwendige und angemessene Diagnostik und Therapie im Rahmen leitlinienbezogener Behandlungen unterstützen. Die Implementierung von Patientensicherheits- und Qualitätsindikatoren (PSI; siehe ausführlich SVR 2007, ab Ziffer 613) erscheint unerlässlich, wenn ein Gesundheitssystem auch das Engagement privatwirtschaftlicher Organisationen mehr und mehr zulässt. Vertragspartner, bei denen ein vornehmlich produktorientiertes Interesse bei einer Versorgungskooperation zu vermuten ist (z. B. Pharmaindustrie, Hilfsmittel- und Medizinprodukteanbieter) eignen sich aus meiner Sicht nur in Kooperation mit anderen Anbietern als »Mitgestalter« neuer Versorgungsformen. Ansonsten besteht die Gefahr, dass die möglicherweise propagierten Vorteile eines Produktes oder einer produktbezogenen Behandlungsstrategie in den Vordergrund treten (z. B. Medikalisierung). Bei den neuen Behandlungsformen geht es vor allem um die Überwindung von Schnittstellenproblemen und berufsspezifischen Allgemeinvertretungsansprüchen, gewollt ist mehr Kooperation und Integration der Versorgung zugunsten der Patientinnen und Patienten. Patientenorientierung ist ohnehin das Prüfkriterium im Rahmen einer obligatorischen Versorgungsforschung (Glaeske 2011b): Wenn die Engagements privatwirtschaftlicher Organisationen keinen nachweisbaren Nutzen für die Patienten haben, haben sie gar keinen Nutzen für ein Gesundheitssystem!

Literatur

Aderhold V (2011) Heim zum unheimlichen Partner. Soziale Psychiatrie 3: 46–49.

Baker E, Newnes C, Myatt H (2003) Drug companies and clinical psychology. Ethical Human Sciences and Services 5 (3), S. 247–253.

Bühring P (2012) Psychotische Erkrankungen – Schizophrenie: Psychotherapie bei Psychosen. Dtsch Ärztbl 10. Mai 2012: 200.

Chan AW, Hróbjartsson A, Haahr MT, Gøtzsche PC, Altman DG (2004) Empirical evidence for selective reporting of outcomes in randomized trials. Comparison of protocols to publishes articles. JAMA 291: 2457–2465.

Devereaux P, Choi P, Lacchetti C, Weaver B, Schünemann H, Haines T, Lavis J, Grant B, Haslam D, Bhandari M, Sullivan T, Cook D, Walter S, Meade M, Khan H, Bhatnagar N, Guyatt GH (2002) A systematic review and meta-analysis of studies comparing mortality rates of private for-profit and private not-for-profit hospitals. Canadian Medical Association Journal 166(11): 1399–1406.

Devereaux P, Heels-Ansdell D, Lacchetti C, Haines T, Burns K, Cook D, Ravindran N, Walter S, McDonald H, Stone S, Patel R, Bhandari M, Schünemann H, Choi P, Bayoumi A, Lavis J, Sullivan T, Stoddart G, Guyatt GH (2004) Payments for care at private for-profit and private not-for-profit hospitals: a systematic review and meta-analysis, Canadian Medical Association Journal 170(12): 1817–1824.

DKG (Deutsche Krankenhausgesellschaft e. V.) (2011): Zahlen, Daten, Fakten 2010, Berlin.

Gersch M, Lindert R, Schröder S (2010) Managementgesellschaften – Gelegenheitsfenster für branchenfremde Akteure im Gesundheitswesen. Gefunden unter www.wiwiss.fu-berlin.de

Glaeske G, Gothe H, Häussler B, Höer A, von Zahn J (2003): Medizinische und ökonomische Aspekte der Versorgung des Ulcus pepticum in Deutschland. Abschlussbericht. Bremen/Berlin.

Glaeske G (2010) Kosten senken an oder mit Arzneimitteln. Der Internist. 8: 1057–1063

Glaeske G (2011 a) Die Entwicklung der Arzneimittelausgaben im Deutschen Gesundheitssystem. In: Lieb K, Klemperer D, Ludwig WD: Interessenskonflikte in der Medizin. Springer. Berlin, Heidelberg. 139–158.

Glaeske G (2011 b) Patientenorientierung in der medizinischen Versorgung. Vorschläge zur notwendigen Weiterentwicklung und Umgestaltung unseres Gesundheitswesens. WISO Diskurs. Friedrich Ebert Stiftung Bonn. 53 Seiten.

Horwitz JR (2005) Making Profits And Providing Care: Comparing Nonprofits, For-Profit, And Government Hospitals. Health affairs, 24(3): 790–801.

Ioannidis JP (1998) Effect of the statistical significance of results on the time to completion and publication of randomized efficacy trials. JAMA 279: 281–286.

Melander H, Ahlqvist-Rastad J, Meijer G, Beermann B (2003) Evidence b(i)ased medicine – selective reporting from studies sponsored by pharmaceutical industry: review of studies in new drug applications. BMJ 326: 1171–1175.

NICE (2009) CG82 Schizophrenia (update). Clinical guidelines. Core interventions in the treatment and management of schizophrenia in primary and secondary care (update). http://www.nice.org.uk/cg82. 21.11.2012.

Preusker UK (2006) Klinik-Markt im Kaufrausch. Gesundheit und Gesellschaft, 9(6): 23–28.

Rebscher H (1996) Solidarische Wettbewerbsordnung. Irrtümer und Fehlinterpretationen. Gesellschaftspolitische Kommentare 10: 47–48.

Reuter B (2011) Zum Wohl des Patienten? Ein umstrittenes Zukunftsmodell: Eine Pharmafirma übernimmt die Komplettversorgung psychisch Kranker. Zeit-online Gesundheit. 10. März 2011.

Rolland S (2005): Krankenhäuser in Deutschland 2003. Wirtschaft und Statistik, 8: 838–848.

Rosenau PV, Linder SH (2003) Two Decades of Research Comparing For-Profit and Nonprofit Health Provider Performance in the United States. Social Science Quarterly, 84(2): 219–241.

Stern JM, Simes RJ (1997) Publication bias: evidence of delayed publication in a cohort study of clinical research projects. BMJ 315: 640–645.

SVR (2003) Sachverständigenrat für die Konzertierte Aktion im Gesundheitswesen: Finanzierung, Nutzerorientierung und Qualität. Bonn. Ziffer 947.

SVR (2007) Sachverständigenrat zur Begutachtung der Entwicklung im Gesundheitswesen: Kooperation und Verantwortung. Voraussetzungen einer zielorientierten Gesundheitsversorgung. Gutachten 2007. Bonn, Ziffern 613 ff.

SVR (2009) Sachverständigenrat zur Begutachtung der Entwicklung im Gesundheitswesen: Koordination und Integration – Gesundheitsversorgung in einer Gesellschaft des längeren Lebens. Sondergutachten 2009. Berlin. Ziffer 1.

Wambach K (2006) Privatisierung ist keine Zauberformel. Gesundheit und Gesellschaft, 9(11): 48.

8 Sozial- vs. Privatwirtschaft ist die falsche Perspektive: Die wirtschaftlichen Anreize bestimmen das Handeln

Helmut Hildebrandt

Ob ein Krankenhaus privatwirtschaftlich oder not-for-profit organisiert ist, ob das Rettungsunternehmen unter dem Dach des Roten Kreuzes oder als private GmbH geführt wird, ist hinsichtlich der Art und Form der dort entwickelten Medizin und Versorgung nur von sekundärer Bedeutung. Viel wichtiger sind die grundlegenden Anreize der Wettbewerbsordnung, d. h. der Marktordnung, in die diese Organisationen eingebunden sind. Dieser These wird im vorliegenden Aufsatz nachgegangen. Sie wird erläutert und mit Blick auf eine Umorientierung der bisher gegebenen Anreize zugunsten einer verstärkten Ausrichtung auf das Outcome der Behandlung – das Gesundheitsergebnis – weiterentwickelt. In diesem Zusammenhang wird eine Kooperation sozial- und privatwirtschaftlicher Organisationsformen dargestellt, die auch unter den heutigen Gesetzgebungsbedingungen schon eine solche Ausrichtung ermöglicht und am praktischen Beispiel die Erfolgsmöglichkeit nachweist = das Modell »Gesundes Kinzigtal«.

8.1 Warum ist es (fast) egal, ob ein Leistungserbringer privat- oder sozialwirtschaftlich organisiert ist?

Im Gesundheitswesen kommen rein sozialwirtschaftliche not-for-profit-Unternehmen als Leistungserbringer vor allem im Krankenhausbereich vor. Dies ist etwa bei den freigemeinnützigen Trägern aus dem kirchlichen Bereich bzw. den von Bürgerstiftungen sowie bei den kommunalen Krankenhäusern oder den Psychiatrischen Kliniken der Landeswohlfahrtsverbände der Fall. Im Bereich der ambulanten Versorgung beschränkt sich die rein sozialwirtschaftliche Form auf wenige Bereiche, wie z. B. einige Dialysezentren, Anlaufstellen für Obdachlose sowie auf die Wohlfahrtsorganisationen mit ihren Pflegediensten. Arztpraxen müssten als Mischformen angesehen werden, privatwirtschaftlich einerseits als Freier Beruf und gleichzeitig aber recht umfangreich sozialstaatlich reguliert.

Hier soll die These vertreten werden, dass letztendlich die wirtschaftliche Verfasstheit nur in einem gewissen Ausmaß das Handeln dieser Organisationen und der Ärzteschaft determiniert, dass die Form der Vergütung aber das Verhalten in viel stärkerem Maße prägt. Beivers und Augurzky resümieren ganz nüchtern in einem kürzlich erschienenen Artikel zu den Auswirkungen der DRG-Vergütung und den massiven Fallzahlsteigerungen in den deutschen Krankenhäusern:»Um die Wirkungen von Vergütungssystemen zu erfassen, ist es wichtig, zunächst von einer Grundannahme auszugehen, nämlich: Jeder Leistungserbringer will durch die Vergütung mindestens die ihm entstandenen Kosten, inkl. möglicher Kapitalkosten, abdecken. Je nachdem, welche Abrechnungseinheit gewählt wird, werden die Leistungserbringer versuchen, die Abrechnungseinheiten zu erhöhen, solange die Erlöse die variablen Kosten übersteigen. Werden zum Beispiel Einzelleistungen als Abrechnungseinheit vorgegeben, werden Leistungserbringer die Einzelleistungen steigern wollen. Sind Behandlungsfälle die Abrechnungseinheit, werden sie die Zahl der Behandlungsfälle zu mehren versuchen« (Beivers und Augurzky 2012).

Vergütungssysteme, die einzelne Leistungen honorieren, laufen immer Gefahr, auf der Seite der Leistungserbringer wirtschaftliche Anreize zu setzen, Leistungen auch ohne absolute medizinische Notwendigkeit zu erbringen. Bei sozialwirtschaftlich verfassten Unternehmen mögen die historischen Bindungen, die Sorge um Reputationsverluste und die ethischen Leitlinien Verankerungen darstellen, die diese problematischen Verhaltensweisen besser verhindern. Aber auch diese Unternehmen entgehen nicht der oben dargestellten Ausgangssituation, dass sie die Kosten decken müssen. Auf der anderen Seite wäre es aber auch wirklichkeitsfremd, den privatwirtschaftlichen Organisationsformen und dabei insbesondere denjenigen, die sich nachhaltig im Gesundheitsmarkt halten wollen, automatisch zu unterstellen, dass sie keine ethischen Verankerungen haben und dass sie entgegen ihrer eigenen langfristigen wirtschaftlichen Interessen Reputationsverluste billigend in Kauf nehmen und gnadenlos die Vergütungsregelungen zu ihrem kurzfristigen Vorteil ausnutzen. Kirchliche und kommunale Krankenhausträger unterscheiden sich nur graduell von ihren privatwirtschaftlichen Pendants. Wenn die Geschäftsführer die Organisation in die roten Zahlen führen, werden sie sich nicht mehr lange halten können. Die häufig diskutierte Kapitalrendite, die sozialwirtschaftliche Organisationen in geringerem Umfang erbringen müssten, mag ein Element dieses graduellen Unterschieds sein, aber auch sozialwirtschaftliche Organisationen müssen bei Strafe ihres ansonsten erfolgenden Untergangs wachsen. Sie müssen Investitionen in Forschung und Entwicklung sowie für neue Geschäftsbereiche aufbringen und sind dadurch nicht in der Lage, auf eine Kapitalrendite gänzlich zu verzichten.

Es gab viele Versuche, den wirtschaftlichen Anreizen zur Ausweitung der Leistungsmenge zu begegnen. Der Versuch, diese Anreize mithilfe degressiver Vergütungen oberhalb einer bestimmten Menge von Leistungen zu vermindern, hat nur wenig geholfen. Zum einen legt er bei den einen die Ausreizung der nicht degressiv bepreisten Leistungsmenge nahe, zum anderen forciert er die quasi industrielle Produktion, die auch mit einer degressiv bepreisten Leistungsvergütung immer noch Skalenvorteile erwirtschaften kann.

Der Versuch, mit Budgetierungen von Leistungsmengen der Situation Herr zu werden, hat über eine gewisse Zeit durchaus für die Kostenträgerseite Erfolge gebracht. Er hat aber deren Verhältnis zu den Leistungserbringern zunehmend beschädigt und zu einem ökonomisch völlig verständlichen Ausweichverhalten in Richtung der sog. IGeL-Leistungen geführt. Im Krankenhausbereich werden zurzeit ebenfalls analoge Ausweichstrategien diskutiert. Viele niedergelassene Ärzte hat dieses System zur weiteren Steigerung der Leistungsmenge angereizt; eine Diskussion, die in der Vergangenheit unter dem Stichwort »Hamsterrad« bekannt geworden ist. Nicht zuletzt durch Praxisschließungen und öffentliche Darstellung der Durchschnittsvergütungen pro Quartal (die berühmten 35 € und ihr Vergleich mit den Stundensätzen von Handwerkern) ist dieses System überdies in den vergangenen Jahren zunehmend erfolgreich skandalisiert worden.

Der neue Versuch mit Pauschalen im Sinne der Regelungen einiger Hausarztverträge generiert wiederum neue Probleme. So kann der eine oder andere Arzt sich ökonomisch versucht fühlen, die Patienten für diese Vertragsformen danach zu selektieren, ob sich bei diesen die Pauschale oder die herkömmliche Vergütung aus dem KV-System wirtschaftlich mehr lohnt. Andere können sich bemüßigt fühlen, sinnvolle Untersuchungsleistungen gar nicht mehr zu erbringen (da ja vordergründig »nicht finanziert«).

Es ist eine Crux – und dabei wird die Komplexität in dieser kurzen Beschreibung noch lange nicht vollständig erfasst.

Die Vergütung im deutschen Gesundheitswesen folgt darüber hinaus der sektoralen Trennung der Leistungsbereiche, was sich auch in Folge der letzten Reformen in der Regelversorgung nicht wesentlich geändert hat. Mit dieser sektoralen Vergütung sind weitere Probleme verbunden. So ist es in diesem System bei Einzelleistungsvergütung wirtschaftlich sinnvoll, so viele Leistungen wie möglich selbst zu erbringen, auch wenn andere Leistungserbringer unter Umständen besser qualifiziert sind bzw. die Leistungen zu niedrigeren Kosten für die Kostenträger erbringen können. In einem budgetierten sektoralen System ist der Anreiz wiederum umgekehrt. Hier wird es interessant, Leistungen in den anderen Sektor zu verlagern, auch wenn dieser deutlich höhere Kosten produziert. Das Paradebeispiel dafür ist die freitags stattfindende Einweisung in das Krankenhaus, wenn eine intensive ambulante Betreuung am Wochenende auch möglich gewesen wäre, aber wirtschaftlich gesehen für den niedergelassenen Hausarzt unrentabel ist. Ein weiteres Beispiel ist der Verzicht auf die Verordnung eines teuren aber – über die Zeit gesehen und unter Berücksichtigung von evtl. nötigen Krankenhausaufenthalten – für den Kostenträger wirtschaflicheren Arzneimittels. Beide Systemlösungen führen – von den wirtschaftlichen Anreizen her gesehen – nicht zu einer rationalen Verortung der Leistungserbringung. Eine immer feinere und detailliertere Aufgliederung von Anreizen und Gegenanreizen, wie sie die Politik und die Verbände in den vergangenen Jahren versucht haben, hat darüber hinaus ebenfalls ihre Grenzen gezeigt. Das System ist für die meisten nicht-institutionellen Leistungserbringer und die Öffentlichkeit zunehmend unverständlich geworden und wird daher immer mehr vollständig abgelehnt. Hieraus erklären sich u.a. auch die aktuellen Schwierigkeiten der Kassenärztlichen Vereinigungen mit der Neuregelung der Vergütungsordnungen.

Seit Jahren wird daher von Gesundheitsökonomen u. a. aus dem Sachverständigenrat zu Recht beklagt, dass die im Gesundheitswesen gezahlten Vergütungen zu wenig den Erfolg und den damit erreichten Gesundheitsgewinn honorieren. Aber: In einem nach Sektoren aufgegliederten System der Einzelleistungsvergütung – so wie es in Deutschland trotz der in Teilen erfolgten Umorganisation in Richtung auf Komplex- und Fallpauschalen im Kern weiterhin existiert – ist eine erfolgsabhängige Vergütung auch kaum zu organisieren. Die zentralen Anreize für Ertragssteigerungen der Leistungserbringer sind dort notwendigerweise die Erhöhung der Anzahl von Leistungen und Preisen pro Leistung. Krankenkassen und Leistungserbringer stehen sich damit folglich als Kontrahenten gegenüber, erstere mit einem Senkungs- und letztere mit einem Erhöhungsinteresse. Eine volkswirtschaftlich rationale Allokation kann so im Grunde kaum gelingen. Die Versuche, mittels aufwändiger Prüfroutinen über die Medizinischen Dienste der Krankenkassen oder externe Dienstleister quasi polizeilich gegen Auswüchse vorzugehen, haben unterschiedliche Folgen: Sie führen entweder zu klügeren Umgehungsstrategien (z. B. durch Kodierungsveränderungen nach dem Muster »bei uns gibt es keine Wiedereinweisungen mit derselben Hauptdiagnose«) oder gelegentlich zur Bestrafung der Auswüchse. Sie führen aber nicht zu einer generell anderen Anreizlage.

Es stellt sich die Frage, welche Möglichkeiten bei der Umgestaltung von Vergütungsstrukturen bestehen, die bei den privat- wie sozialwirtschaftlich verfassten Leistungserbringern Anreize setzen, stärker auf den medizinischen und ökonomischen Erfolg im Sinne des mittel- und längerfristigen Outcomes für den Patienten bzw. das versorgte Patientenkollektiv zu fokussieren.

8.2 Wie müsste eine Marktordnung für das Gesundheitswesen aussehen, um die »richtige« Produktion zu belohnen und die »falsche« zu bestrafen?

Zunächst soll definiert werden, was denn die »richtige« Produktion im Gesundheitswesen ist. Wie so häufig, gelingt dies einfacher durch die Darstellung der »falschen« Produktion. So soll im Folgenden unterstellt

werden, dass sich die »falsche« Produktion zum Beispiel folgenderma-
ßen ausdrücken kann: Ein Patient erhält eine Leistung, die medizinisch
nicht indiziert ist. Er wird zu einer Leistung gedrängt, die er nicht ein-
schätzen kann oder die seine Lebenswirklichkeit nicht erfasst und seinen Interessen nicht entgegenkommt. Er erhält umgekehrt diejenigen
Leistungen nicht, die ihm helfen würden, mit seiner Erkrankung besser
umzugehen.

Die »richtige« Produktion wäre dagegen dadurch zu kennzeichnen,
dass die Patienten die »richtige Medizin« zum »richtigen Zeitpunkt« am
»richtigen Ort« erhalten. Die richtige Medizin würde dabei möglichst
evidenzbasiert sein, der Situation und dem Bedürfnis des Patienten ange-
messen und mit ihm vereinbart sein. Der richtige Zeitpunkt wäre einerseits der frühestmögliche im Sinne von Primär- und Sekundärprävention
bei Abwägung von Kosten-Nutzen und den Lebensinteressen des Patienten. Er kann aber auch ein »abwartendes Beobachten« darstellen, soweit die Symptome noch unklar sind oder die medizinische Intervention
keinen klaren Vorteil ergeben würde. Der »richtige Ort« sollte der Ort
sein, wo am relativ günstigsten unter sicheren Bedingungen und in über-
schaubarer Entfernung die Leistung erbracht werden kann.

Im ambulanten Bereich wäre dies zum Beispiel eine Vergütung, die
denjenigen Arzt in der Vergütung besser stellt, der die Prävention von
Folgeerkrankungen bei einem Chroniker optimal organisiert. Dies betrifft nicht nur die »leichter zu führenden« Patienten, sondern erst recht
diejenigen, meist sozial schwächer gestellten, bei denen es nur besonders schwer gelingt. Im stationären Bereich wäre dies beispielsweise eine
Belohnung des Leistungserbringers für eine mit dem Krankenhausauf-
enthalt verbundene Kompetenzstärkung des Patienten, die ihm ermöglicht, mit seiner Erkrankung bestmöglich umzugehen. Oder es wäre eine
Belohnung der therapeutischen Verbesserung, z. B. ausgedrückt in der
Mobilisation des Patienten nach einem chirurgischen Eingriff und seiner Wiedereingliederung in das normale (Berufs-)Leben nach Abschluss
der Behandlung.

Keine Frage: Die Aufgabe ist komplex und erfordert sehr viel Ein-
gehen auf die jeweilige individuelle Situation. Gleichzeitig kann sie
auch nicht abstrahieren von der gesellschaftlichen Endlichkeit des Gutes Gesundheitsversorgung. Wie könnte eine Systemgestaltung des Ge-

sundheitswesens und eine Vergütungsordnung nun aussehen, die diese »richtige« Produktion eher begünstigt und dazu führt, dass diejenigen Leistungserbringer, die sich in ihrem Rahmen bewegen, wirtschaftlich positiv abschneiden, während die anderen eher wirtschaftlich bestraft werden?

Beginnen müsste eine Systemumgestaltung bei der Frage der Organisation des Wettbewerbs unter den Krankenkassen. Sie sind der Kostenträger und damit die Schnittstelle für die Organisation der Versorgung. Der bisherige primär kostenorientierte Wettbewerb um die Vermeidung des Zusatzbeitrags müsste durch einen Wettbewerb um die besseren Gesundheitsergebnisse ausbalanciert werden. Damit der Bürger bei seiner Wahlentscheidung für eine Krankenkasse eine solche aussuchen kann, die ihm hinreichend Sicherheit bietet, sehr gute Gesundheitsergebnisse zu erzielen, bräuchte er analog zur Beitragshöhe einen Indikator, der ihm die Ergebnisqualität von Krankenkassen vergleichbar macht. Dies ist nicht ganz einfach, da die Krankenkassen ganz verschiedene Ausgangspunkte haben: Da gibt es solche mit vorwiegend älteren Mitgliedern, solche mit unterschiedlich kranken Mitgliedern, Kassen mit sehr kleinen Versichertenzahlen, Kassen, die primär sozial schwächere Mitglieder versichern etc. Derartige Überlegungen zur Entwicklung eines geeigneten Ergebnisindikators gibt es übrigens schon länger im Kontext der amerikanischen Managed Care Diskussion. So schlug Kindig bereits 1997 vor, einen ergebnisbezogenen Indikator zu bilden, durch den sich die »Gesundheitswerte« einer spezifischen Population messen lassen (Kindig 1997, S. 43 f. zit. bei Hessinger 2005, S. 68). Er diskutierte dies hinsichtlich der zu starken Preisorientierung US-amerikanischer Health Maintenance und Managed Care Organisationen. Die Schlussfolgerung: »Die Zukunftsvision besteht nun darin, dass jene Systeme Bonuspunkte bekommen, die die größte Verbesserung der Gesundheitswerte der betreffenden Population erzielen. [...] Die basale Innovation besteht damit in einer Ablösung eines Modells der Preiskonkurrenz (wie es im Rahmen von Managed Care vorgesehen ist) durch ein Modell der Ergebniskonkurrenz.« (Hessinger 2005, S. 68)

Durch den morbiditätsorientierten Risikostrukturausgleich und die Verpflichtung der Krankenkassen, ihre Kosten- und Leistungsdaten dem Bundesversicherungsamt mitzuteilen, haben wir bereits eine sehr hoch entwickelte Infrastruktur für die Entwicklung eines solchen Ergebnisindikators. Die Heinrich-Böll-Stiftung hat diesen Gedanken durch ihre gesundheitspolitische Kommission aufgegriffen und in ihrem Reformvorschlag beschrieben (vgl. Heinrich-Böll-Stiftung 2013, S. 47). Es bleibt abzuwarten, ob sich daraus ein solcher Indikator entwickelt, der dann wiederum die Krankenkassen anreizen würde, ihrerseits mit Arztgruppen, Krankenhäusern und regionalen Gesundheitszusammenschlüssen Verträge einzugehen, um eine Ergebnisverbesserung zu incentivieren.

Nach einer neuen Anreizgestaltung für die Krankenkassen müssten in einer zweiten Linie auch für die Leistungserbringer Modelle einer Ergebnisverbesserung angereizt werden. Während Porter und Teisberg als Maßeinheit sog. »episodes of care« vorschlugen (vgl. Porter & Teisberg 2006), folgt der Verfasser hier stärker der Argumentation von Enthoven und Tollen, die darauf bestanden, dass im Gesundheitswesen die Arbeitsteiligkeit und Komplexität der Prozesse so intensiv ist, dass nur regionale Systeme Qualität und Effizienz verfolgen und dafür dann auch belohnt werden könnten (vgl. Enthoven & Tollen 2005). In einem Gutachten für die Fraktion Bündnis 90/Die GRÜNEN entwickelte eine Gruppe von Epidemiologen, Gesundheitsökonomen und Public Health-Spezialisten von der Medizinischen Hochschule Hannover ein Konzept für eine Ergebnishonorierung in der ambulanten ärztlichen Versorgung. Sie differenzierten dort ebenfalls in eine Vergütung für einzelne Ärzte und für Arztgruppen und schlugen ein Modulsystem der Vergütung vor (vgl. Krauth et al. 1997). Mit der Einführung der Integrierten Versorgung nach dem § 140 SGB V in der Gesundheitsreform 2000 wurde auch gesetzgeberisch die Möglichkeit geschaffen, neuartige Incentivierungs-Lösungen für Ergebnisse zwischen Krankenkassen und Ärztegruppen bzw. anderen Leistungserbringergemeinschaften zu schaffen.

8.3 Wie organisiert das Modell »Gesundes Kinzigtal« schon unter heutigen Bedingungen eine Produktion von Gesundheitsergebnissen?

Ende 2005 startete die Integrierte Versorgung im südbadischen Kinzigtal zunächst nur mit den Versicherten der AOK Baden-Württem-

berg, ein Jahr später schloss die LKK Baden-Württemberg den Vollver-
sorgungsvertrag mit der Managementgesellschaft Gesundes Kinzigtal
GmbH. Diese übernahm damit die Versorgungsverantwortung für die
insgesamt ca. 31.000 Versicherten der beiden Kassen in der Region –
wovon knapp 1.800 bei der LKK versichert sind.[1]

Managementgesellschaft übernimmt
Organisationsverantwortung

Die Gesundes Kinzigtal GmbH ist eine Gemeinschaftsgründung des Medizinischen Qualitätsnetzes Ärzteinitiative Kinzigtal e. V. (MQNK) und
der auf Integrierte Versorgung spezialisierten OptiMedis AG. Die von
beiden Partnern gegründete Managementgesellschaft trägt die Organi-
sationsverantwortung für den Aufbau und den Ablauf des IV-Projektes, die Reorganisation der Versorgungsabläufe und für die Optimierung der Versorgungssteuerung der eingeschriebenen Versicherten. Sie
verhandelt mit den regionalen Leistungspartnern, schließt mit den Leistungserbringern Verträge ab und arbeitet an der Weiterentwicklung der
beteiligten Praxen. Sie plant die einzelnen Projekte, wie z. B. die diver-
sen Präventions- und Gesundheitsförderungsangebote, und organisiert
dazu Kooperationen mit Vereinen, Kommunen, Stiftungen oder Unternehmen. Ferner überwacht sie den Aufbau und die reibungslose Funk-
tionalität der elektronischen Kommunikation und kümmert sich um die
wissenschaftliche Evaluation des IV-Modells.

Die Managementgesellschaft unterhält für die Unterstützung und
Umsetzung ihrer Aufgaben und Ziele eine eigene Geschäftsstelle mit
zwölf Vollzeit-Stellen, die vielseitige Kompetenzen besitzen. Ihr profes-
sioneller Hintergrund besteht u. a. aus Public Health, Volks- und Be-

---

1 Der Abschnitt 8.3 basiert in Teilen auf einem Artikel des Autors (gemeinsam
  mit Reinhold Knittel, Geschäftsführer der LKK, Brigitte Stunder, Sprecherin
  des Ärztlichen Beirats der Gesundes Kinzigtal GmbH, und Monika Schnaiter,
  Patientenbeirätin der Gesundes Kinzigtal GmbH) in der Zeitschrift »Welt der
  Krankenversicherung« (vgl. Hildebrandt et al. 2012)

triebswirtschaft, Sportwissenschaft, Pflege, Home Care, Ergotherapie u. s. w. Die Mitarbeiter der Geschäftsstelle sind Bindeglied und Puffer zwischen den verschiedenen Berufsgruppen, Leistungserbringern, Versicherten und Kassen und zugleich Motor des Entwicklungsprozesses. Sie gewährleisten durch die stetige Kommunikation mit allen Beteiligten die Entwicklung einer interprofessionellen Kooperation »auf Augenhöhe«.

Das Aufgabenspektrum reicht von der Datenanalyse und -auswertung, Planung und Strukturierung der Gesundheitsprogramme, Öffentlichkeitsarbeit, IT-Synchronisation, Qualitätsmanagement in Praxen und Geschäftsstelle, Erhebung von Qualitätsindikatoren über die Arbeit mit Kommunen, Vereinen und Selbsthilfegruppen bis hin zur Sicherung des medizinischen Nachwuchses für die Region. Durch einen ärztlichen Beirat, verschiedene Projektgruppen und eine intersektoral zusammengesetzte Arzneimittelkommission wird der medizinische und pharmazeutische Know-how-Transfer sichergestellt. Die Managementgesellschaft Gesundes Kinzigtal GmbH übernimmt nicht die Funktion der Krankenkassen als Kostenträger. Die klassischen Abrechnungswege werden nicht verlassen, sondern ergänzt: Die beteiligten Ärzten erhalten Zusatzvergütungen für genau definierte Leistungen (siehe folgend).

Finanzierungsmodell steigert Gesundheitsnutzen

Der IV-Vertrag im Kinzigtal beinhaltet eine Reihe von Innovationen. Die außergewöhnlichste ist das Finanzierungsmodell: das Einspar-Contracting. Der wirtschaftliche Ertrag entsteht nicht aus der Anzahl der erbrachten Leistungen, sondern aus dem erzielten Gesundheitsnutzen für die Versicherten der beiden Vertragskassen. Entscheidend ist die Entwicklung des Deltas der Versorgungskosten der beteiligten Krankenkassen für alle Versicherten einer Region gegenüber den Einnahmen der Krankenkassen für diese Versicherten aus dem Gesundheitsfonds. Zur Berechnung werden die tatsächlichen Ist-Kosten des Versichertenkollektivs einer Region ins Verhältnis zu den Norm-Kosten gesetzt. Die Normkosten referenzieren auf den morbiditätsorientierten Risikostrukturausgleich (Morbi-RSA) und werden durch einen regionalen Unterschiedsfaktor angepasst. Systemendogene Faktoren wie alters- und geschlechtsbedingte Kosteneffekte und regionale Differenzen in der Inanspruchnahme werden darin ausgeglichen. Beim Einspar-Contracting im Kinzigtal teilen sich die Managementgesellschaft und die Vertragskasse die erwirtschaftete Deckungsbeitragsdifferenz nach einem vorab festgelegten Schlüssel. Dieses Finanzierungsmodell hat einen weiteren positiven Effekt: Es sorgt für eine Interessenübereinstimmung der Kasse und der lokalen Ärzteschaft.

Medizinische oder soziale Aktivitäten, Aufklärung, Bewegungskampagnen oder Programme für spezifische Versichertengruppen, z. B. Patienten mit Herzinsuffizienz oder Osteoporose, werden dadurch zu lohnenden Investitionen in die Gesundheit der Bevölkerung. Dabei ist es entscheidend, möglichst genau und preiswert in die Primär- und Sekundärprävention zu investieren, um einen langfristigen Nutzen zu erzielen. Eine wesentliche Voraussetzung ist dafür die langjährige Laufzeit des Vertrages zwischen der Gesundes Kinzigtal GmbH und den beteiligten Krankenversicherungen. Der Vertrag ist erstmalig nach neun Jahren für die AOK zu Mitte 2015 und die LKK zum Ende 2015 kündbar. Allerdings boten bereits vorzeitig im Mai 2014 die Krankenkassen der Gesundes Kinzigtal die unbegrenzte Fortführung des Vertrags an. Die Langfristigkeit des Vertrages verstärkt die Anreize, in die Nachhaltigkeit des Gesundheitsnutzens zu investieren und nicht nur eine kurzfristige Kostensenkungspolitik zu betreiben.

Hochwertige Versorgung senkt Ausgaben

Die hochwertige und präventiv ausgerichtete medizinische Versorgung im Kinzigtal führt zu einem unterproportionalen Ausgabenanstieg, wie die aktuellen wirtschaftlichen Daten für die knapp 1.800 Versicherten der LKK belegen. Deren GKV-Routinedaten konnten Ende 2011 erstmals für die Jahre 2005 bis 2010 ausgewertet werden (die Ergebnisberechnung für die AOK liegt von 2005 bis 2008 vor, für 2009 und 2010 befindet sie sich gerade in der Berechnung). Die LKK ist nicht dem System des Gesundheitsfonds angeschlossen. Daher wurde eine Vergleichsanalyse erstellt, welche die Kosten der LKK-Versicherten aus dem Kinzigtal seit 2005 mit einer Vergleichsgruppe von 16.000 LKK-Versicherten anderer Regionen Baden-Württembergs in Beziehung setzt. Im Kinzigtal konnte 2010 im Verhältnis zu 2005 eine positive Kostendifferenz von 327 € pro Versicherten zugunsten der Kinzigtal-Population gegenüber der Vergleichsgruppe erzielt werden. Dies entspricht einer Differenz von 16,9 % der Gesamtkosten. Das Ergebnis gibt die durchschnittliche Pro-Kopf-Differenz aller LKK-Versicherten im Kinzigtal und nicht nur der in »Gesundes Kinzigtal« eingeschriebenen und von kooperierenden Leistungserbringern behandelten Mitglieder wieder. In die Berechnungen eingeflossen sind die durch Leistungserbringer beeinflussbaren Hauptleistungsbereiche (HLB). Hierzu zählen u. a. die Ausgaben für Arzneimittel, Heilmittel und Krankenhausaufenthalte, ausgeschlossen sind nur die Arzt- und Zahnarztkosten. Eine der wesentlichen Effizienzverbesserungen ist die Vermeidung unnötiger Krankenhausaufenthalte. So stiegen z. B. bei den LKK-Versicherten im Kinzigtal die Krankenhaus-Fallzahlen zwischen 2005 und 2010 nur um 10,2 %, wohingegen in der Vergleichsgruppe der Anstieg 33,1 % betrug.

Die relativen Einsparungen in dieser Größenordnung übertreffen deutlich die Annahmen zu Vertragsbeginn. Damals rechneten die Vertragspartner auf der Basis von US-amerikanischen und schweizerischen Vergleichswerten über den Zeitraum von neun Jahren mit einer realistischen Einsparerwartung von ca. 12 %. Die Gründe für das deutliche Übertreffen der Erwartungen könnten die überproportionale Morbidität und das höhere Durchschnittsalter der LKK-Population – und damit die prinzipiell höhere erreichbare Effizienzsteigerung – sein. Beide Faktoren sind in der Kinzigtal-Region wie in der Vergleichsgruppe gleichmäßig verteilt. Auch nach der Teilung der Effizienzgewinne mit der Managementgesellschaft »Gesundes Kinzigtal« GmbH bleibt für die LKK der doppelte Nutzen von Qualitätsverbesserungen und Nettoeinsparungen bei den relativen Versorgungskosten im sechsstelligen Bereich.

Auch in Bezug auf den Gesundheitszustand und die Versorgungsqualität konnten teilweise bereits signifikante Verbesserungen belegt werden, die sowohl auf komplexe Interventionen im Rahmen des IV-Vertrages als auch auf einzelne Gesundheitsprogramme zurückzuführen sind. Diese können hier nur exemplarisch dargestellt werden. So wurden z. B. Ende 2012 erstmals Ergebnis-Endpunkte für eine Integrierte Versorgung in Deutschland gemessen: Demnach ist die Sterblichkeitsrate von Versicherten, die Mitglied bei »Gesundes Kinzigtal« sind, innerhalb eines Beobachtungszeitraums von zehn Quartalen geringer, als in einer Vergleichsgruppe (jeweils 4.596 Versicherte wurden untersucht): Es verstarben 81 Mitglieder von »Gesundes Kinzigtal« (1,76 %), aber 172 Nicht-Mitglieder (3,74 %). Weitere positive Ergebnisse belegt die Studie zur wirtschaftlichen Effizienz sowie zur Mitgliedertreue der Versicherten. Die gesamte Studie steht zum Download unter www.optime¬ dis.de.

Evaluation optimiert Versorgungssteuerung

Obwohl der Gesetzgeber eine Evaluation von IV-Projekten nicht vorgesehen hat, haben die Managementgesellschaft und die Vertragskassen beschlossen, das IV-Projekt wissenschaftlich bewerten zu lassen. Eigens hierzu wurde die Evaluations-Koordinierungsstelle Integrierte Versorgung (EKIV) an der Freiburger Albert-Ludwigs-Universität gegründet und finanziert. Deren Aufgaben sind, einzelne Evaluationsprojekte (»Evaluationsmodule«) auszuschreiben, die Aufträge zu vergeben sowie zum methodischen und fachlichen Austausch der einzelnen Forschergruppen beizutragen.

Die inhaltlich und zeitlich umfassendste Studie befasst sich mit der Frage nach der Über-, Unter- und Fehlversorgung in der Integrierten Versorgung im Kinzigtal. Zu deren Identifizierung hat die beauftragte PMV Forschungsgruppe der Universität zu Köln über 20 Qualitätsindikatoren und Kennzahlen für ausgewählte Indikationen entwickelt. Ihr aktueller Zwischenbericht untersucht u. a. die leitliniengerechte Versorgung bei LKK-Versicherten mit Hypertonie, dem für LKK-Versicherte häufigsten Behandlungsanlass im ambulanten Sektor. Die bei der LKK versicherten Hypertonie-Patienten mit dokumentierter KHK erhielten im Jahr 2008 mit 70,2 % deutlich häufiger eine leitlinienkonforme Betablocker-Therapie als eine nach Alter und Geschlecht standardisierte Vergleichsgruppe aus Baden-Württemberg (61,5 %). Das Kinzigtal schneidet beim Multimedikationsmanagement ebenfalls besser ab: Der Anteil der LKK-Versicherten mit Multimedikation ist in den Jahren 2004 bis 2008 um 2,5 bis 3,4 Prozentpunkte niedriger als in der Vergleichsgruppe. 2008 betrug der Anteil der LKK-Versicherten mit Multimedikation im Kinzigtal 5,6 % und in der Vergleichsgruppe 9,0 %. Die umfangreiche Evaluation des IV-Projektes dient dabei nicht nur der Analyse der Versorgung, sondern auch der Versorgungssteuerung im Kinzigtal, z. B. als Entscheidungsgrundlage für das Auflegen von Präventions- und Gesundheitsprogrammen.

Enge Einbeziehung der Patienten

Versicherte, die sich in das IV-Modell einschreiben, können einen von inzwischen 60 teilnehmenden Ärzten und Psychotherapeuten auswählen (Stand Oktober 2012), der für sie als Arzt/Therapeut des Vertrauens die Behandlung koordiniert. Nach dem salutogenetischen Prinzip werden die Patienten bei der Einschreibung zu ihren gesundheitlichen Zielvorstellungen und ihren Erfahrungen mit der Bewältigung von Einschränkungen befragt. Zusätzlich erfolgt eine erweiterte Check-up-Untersuchung, um schließlich gemeinsam das individuelle Entwicklungspotenzial und entsprechende Behandlungsziele herauszuarbeiten. Die teilnehmenden Ärzte wurden dazu in der Shared-Decision-Making-Methode geschult. Zum Erreichen dieser (Ziel-)Vereinbarungen zwischen Arzt und Patient dienen u. a. die für die Teilnehmer entwickelten Informations-, Gesundheits- und Präventionsprogramme, die bis heute über 6.500 Teilnehmer verzeichnen konnten.

Das medizinische Gesamtkonzept orientiert sich am Chronic Care-Modell, das eine gezielte Aktivierung und Kompetenzsteigerung des Patienten bezüglich seiner Erkrankung mit einem Organisationsentwicklungsprozess in den Arztpraxen, einer Kompetenzentwicklung für das medizinische Fachpersonal und einer Einwirkung auf das persönliche Umfeld der Versicherten verbindet. Inzwischen nehmen insgesamt über 350 Partner – Ärzte und Psychotherapeuten, Kliniken, Physiotherapeuten, ambulante Pflegedienste, Pflegeheime, Apotheken, sozialpsychiatrische Einrichtungen, Sportvereine sowie Fitnessstudios und Selbsthilfegruppen – an dem IV-Modell teil.

Bis heute sind über ein Viertel der LKK-Versicherten im Kinzigtal als Mitglieder mit definierten Mitbestimmungsrechten eingeschrieben. Zusammen mit den AOK-Versicherten haben sich per Oktober 2012 über 9.000 Versicherte im Kinzigtal für das Modell entschieden. Die Einschreibung der Patienten in das Versorgungsmodell in den Arztpraxen wird dabei nicht forciert. Den Versicherten wird das kostenfreie Angebot der Mitgliedschaft gemacht, aber nicht aufgedrängt. Auf jegliche Einschränkung der Wahlfreiheit des Versicherten wird verzichtet. Ob er Mitglied wird und zu welchem Arzt bzw. in welches Krankenhaus er geht, bleibt ihm freigestellt. Die Initiatoren des Modells erwarten, dass die Versicherten aufgrund der erlebten Verbesserungen der Versorgungsqualität zunehmend die Verbundpartner nutzen werden. Die Wahlfreiheit wird als ein produktiver Anreiz und Ansporn für die teilnehmenden Ärzte betrachtet, in die eigene Qualität zu investieren und den Patienten eine optimale Versorgung zu bieten. Diese Sichtweise wird von Erfahrungen in den USA bestätigt, wo restriktive Managed Care-Modelle auf zunehmende Ablehnung der Versicherten stoßen.

Ein ganz besonderes Element der Patientenbeteiligung wird im Kinzigtal durch die jährlich stattfindenden Wahlen zum Patientenbeirat ausgedrückt. Die Geschäftsführung lädt die eingeschriebenen IV-Versicherten zu Mitgliederversammlungen ein, die aus ihrer Mitte Vertreter in den Patientenbeirat wählt. Dieser vertritt die Interessen der Patienten und wird von der Geschäftsführung konsultiert. Eine »Charta der Rechte der Patienten« verpflichtet die Leistungspartner zu einer beteiligungsorientierten Haltung und schafft hierfür einen Anspruch bei den Patienten.

Gezielte Anreize für die Leistungspartner

Alle Vertragsbeziehungen und Abrechnungswege zwischen der AOK/LKK und den Leistungserbringern bestehen im Kinzigtal weiter fort. Dies gilt vor allem für die Gesamtvergütung an die Kassenärztliche Vereinigung und von dieser an die niedergelassenen Ärzte. Letztere stellt mit ca. 75 % der Vergütung die finanzielle Basis der Praxen dar. Darüber hinaus erhalten die ärztlichen Leistungspartner von der Managementgesellschaft für ihren extra geleisteten Zeitaufwand eine zusätzliche Vergütung. Damit sollen Leistungen honoriert werden, von der sich die Managementgesellschaft eine Verbesserung der Versorgungsqualität und der Kostenentwicklung verspricht. Hierzu zählen z. b. Gesundheits-Check-ups, Prognoseberechnungen und Zielvereinbarungen mit Patienten, gesondert vereinbarte Präventions- und Krankheitsmanagementleistungen. Höhe und Umfang der Zusatzvergütung werden zwischen dem Management und dem ärztlichen Beirat der Gesundes Kinzigtal GmbH verhandelt, ein fester Stundensatz pro Arzt- bzw. MFA-Stunde dient dafür als Basis. Die Zusatzvergütung variiert von Praxis zu Praxis und beläuft sich – je nach Engagement und Fachrichtung – auf Beträge zwischen 5.000 bis 25.000 € pro Jahr.

Seit Beginn des Jahres 2012 ist noch eine weitere Erfolgshonorierung hinzugekommen, die das individuelle Engagement und den Erfolg eines Arztes honoriert. Rückwirkend und auf der Basis der Daten für 2011 werden die Leistungspartner nach folgenden Kriterien honoriert:

1. Beteiligung am finanziellen Erfolg von »Gesundes Kinzigtal«. Die Basis ist der oben erwähnte positive Deckungsbeitrag aller behandelten Patienten pro Praxis.
2. Mitarbeit in Qualitätszirkeln oder Projektgruppen
3. Investitionen in Informationstechnologie oder Qualitätsmanagement
4. Vermeidung von Polypharmazie, Engagement im Right-Coding und Mitarbeit bei professionellem Fehlermanagement

Ferner erhalten die Mitglieder des Ärztenetzes MQNK e. V., das Mitgesellschafter an der Managementgesellschaft ist, einen Anteil an etwaigen Ausschüttungen der Managementgesellschaft. Insgesamt kann davon ausgegangen werden, dass die Einnahmen der Ärzte im Kinzigtal aus der Gesundes Kinzigtal GmbH im Schnitt in etwa den Einnahmen aus der privatärztlichen Abrechnung gleichkommen.

Die Kliniken und Pflegeheime sind an der Erfolgsvergütung nach ähnlichen Kriterien wie die niedergelassenen Ärzte beteiligt. Die Vergütung der anderen Leistungserbringer erfolgt weitestgehend noch nach den jeweiligen Regelversorgungsbedingungen. Eine Ausnahme bilden die Physiotherapeuten, mit denen Zusatzvergütungen für die gezielte Anleitung von Osteoporose-Patienten in Gruppen- und Einzeltherapien vereinbart wurde.

Elektronische Gesundheitskarte bereits realisiert

Was bundesweit noch für Diskussionen sorgt, ist im Kinzigtal bereits Realität: die elektronische Gesundheitsakte. Seit Ende 2009 sind 95 Prozent der teilnehmenden Ärzte über eine solche elektronische Gesundheitsakte miteinander vernetzt. Damit werden die Behandlungsdaten aus allen Praxisverwaltungssystemen integriert. Die Ärzte können nach ausdrücklicher Erlaubnis des Versicherten dessen zentrale Patientenakte einsehen, indem dieser ihnen seine mit einem elektronischen Schlüssel versehene Gesundheitskarte gibt. In die digitale Patientenakte gelangen – wie bei der normalen Patientenakte – die Daten der Ärzte und Therapeuten, z. B. Diagnosen, Therapien, Rezepte, Blutwerte oder Ultraschall- und Röntgenbilder. Mithilfe der elektronischen Gesundheitsakte erhält der behandelnde Arzt die gesicherte Vorgeschichte des Patienten. Der Patient erfährt eine höhere Sicherheit bei allen diagnostischen und therapeutischen Prozessen, an denen mehrere Ärzte und Therapeuten beteiligt sind. Bis heute wurde die elektronische Gesundheitskarte an über 2.000 Mitglieder von »Gesundes Kinzigtal« ausgegeben.

Innovationen für mehr Qualität und Effizienz

Die zahlreichen direkten und indirekten Investitionen in die Gesundheit der regionalen Bevölkerung haben sich für die beiden Krankenkassen und ihre Versicherten ausgezahlt. Dies gilt gleichermaßen für herzinsuffiziente, adipöse oder depressiv erkrankte Versicherte. Spezielles Augenmerk wurde aber auch auf die besonderen Bedingungen der ländlichen Bevölkerung gelegt. In Zusammenarbeit mit den Landfrauen, der Landjugend und ähnlichen Organisationen wurden spezielle Veranstaltungen, Vorträge und Feste veranstaltet, die Freude an der Gesundheit unterstützen und zu mehr Gemeinsamkeit beitragen sollten. Es konnten teilweise bereits signifikante Verbesserungen des Gesundheitszustands und der Versorgungsqualität gemessen werden, die sowohl auf komplexe Interventionen im Rahmen des IV-Vertrages als auch auf einzelne Gesundheitsprogramme zurückzuführen sind. Es stehen aber weitere Innovationen an, um die Qualität und Effizienz der Versorgung im Kinzigtal weiter zu verbessern. Beispielsweise will ein neues Programm zur betrieblichen Gesundheitsförderung die Verantwortung der Arbeitgeber hierfür stärken und den Präventionsgedanken bei den Arbeitnehmern fördern. Die Ausrichtung des IV-Modells soll zudem noch stärker auf die Patientenorientierung und das Empowerment gelenkt werden, um noch bessere Therapieerfolge zu erzielen. Die Strukturen, z. B. in Form der elektronischen Vernetzung, werden weiter verstetigt. Mit der Gründung eines Vereins Gesundes Kinzigtal e. V. soll der Gedanke der Prävention und Gesundheitsförderung über den Kreis der bisher involvierten Krankenkassen hinaus in die lokale Bürgerschaft und Politik getragen und verankert werden. Mit der stetigen Weiterentwicklung will die Gesundheitsregion »Gesundes Kinzigtal« auch zukünftig Innovations- und Effizienzpotenziale ausschöpfen, um der deutschen Versorgungslandschaft neue Impulse zu liefern. Dies hat sowohl einen Nutzen für die Versicherten als auch für die Krankenkassen.

8.4 Diskussion und Ausblick

Im Kinzigtal kooperiert eine privatwirtschaftliche Organisation (Gesundes Kinzigtal GmbH) mit zwei Krankenkassen auf der einen Seite und rund 200 i. e. S. medizinischen Leistungserbringern (z. T. privat- und z. T. sozialwirtschaftlich verfasst) sowie über 9.000 Mitgliedern auf der anderen Seite. Durch die spezifische Ausprägung des Integrierten Versorgungsvertrags mit den Krankenkassen und durch die engmaschige wissenschaftliche Evaluation sind die Anreize für die Gesundes Kinzigtal GmbH so gestaltet, dass sie ein hohes wirtschaftliches Interesse an einer maximalen Produktion von Gesundheitsnutzen und der in Abschnitt 8.2 beschriebenen »richtigen Produktion« hat (vgl. dazu auch noch genauer Hermann et al. 2006). Exemplarisch wurde dort bewiesen, dass privat- und sozialwirtschaftliche Unternehmerschaft bei adäquater Anreizstellung zugunsten des Gesundheitsergebnisses von Versicherten zusammenarbeiten können. Die wissenschaftliche Evaluation über einen größeren zeitlichen Horizont wird zeigen, ob dieses Modell auch nachhaltig erfolgreich sein kann.

Eine Erweiterung des Modells auf andere Regionen und auch auf Regionen im großstädtischen Umfeld steht allerdings vor einer Reihe von Herausforderungen. Eine der größten ist die Suche nach einer Anschubfinanzierung von derartigen Lösungen. Denn aufgrund der Systematik des Morbi-RSA kann eine Ergebnisfeststellung in Gänze erst im Laufe des zweiten Jahres der Intervention erfolgen, d. h. im Schnitt muss über zwei Jahre eine Anschubfinanzierung im Ungewissen erfolgen. Im Kinzigtal konnte dafür die Situation der gesetzlich festgelegten IV-Anschubfinanzierung (2004–2008) genutzt werden, ab 2009 steht diese nicht mehr zur Verfügung. Entweder müssen insofern Krankenkassen heute zwei Jahre Investment vorstrecken oder Managementgesellschaften wie Gesundes Kinzigtal GmbH aus privatem Kapital diese zwei Jahre selber vorinvestieren. Da die Leistungserbringer dazu kaum in der Lage sein dürften, müsste insofern privates Kapital dafür gewonnen werden. Das wirtschaftliche Modell dazu ist aus dem Energie-Einsparcontracting bekannt. Auch dort werden Investitionen in eine überlegene intelligentere (Energie-)Versorgung aus den eingesparten (Energie-)Versorgungskosten über die nächsten 8–10 Jahre refinanziert.

Angesichts der demografischen Herausforderungen für die Kosten der Gesundheitsversorgung und der zunehmenden chronischen Erkrankungen sowie ihres besonderen Organisations- und Betreuungsbedarfs, könnte es sich anbieten, über das Modell Kinzigtal hinaus, weitere analoge Lösungen im Wettbewerb zu entwickeln. Durch eine kluge Anreizformation des Gesetzgebers könnten diese, etwa analog der Accountable Care Organization (ACO)-Regelungen in den USA durch die Obama-Administration, begünstigt werden. Skeptische Stimmen dort argumentieren, es würde die Gefahr bestehen, dass es sich weiterhin für Ärzte und private Geldgeber mehr lohnen könnte, in eine Ausweitung von Leistungen zu investieren als in derartige Einsparcontracting-Lösungen (Casalino u. Shortell, zit. n. Millensen 2012). Sofern aber die einfache Fortsetzung der bisherigen Verhaltensweisen den gleichen oder sogar einen höheren wirtschaftlichen Benefit bringen könnten, würden die risikoreicheren und aktuell noch von weniger Erfahrungsschatz getragenen ergebnisorientierten neuen Lösungen eher nur zögerlich aufgebaut werden. Es bleibt zu wünschen, dass die Bereitschaft zur Umsteuerung und zur massiven Incentivierung von Lösungen mit einer Ausrichtung auf das Outcome der Behandlung in Deutschland in genügendem Maße vorhanden ist.

Literatur

Beivers A und Augurzky B (2012): Mengendynamik nach Maß. Führen & wirtschaften 2/2012, S. 126

Enthoven AC and Tollen LA (2005): Competition in Health Care: It Takes Systems to Pursue Quality and Efficiency, in: Health Affairs, W5, S. 420 ff.

Heinrich-Böll-Stiftung (2013):»Wie geht es uns morgen?«. Wege zu mehr Effizienz, Qualität und Humanität in einem solidarischen Gesundheitswesen. Bericht der Gesundheitspolitischen Kommission »Mehr Gesundheitseffizienz: Von der Kranken- zur Gesundheitsversicherung – neue Anreiz- und Steuerungsstrukturen im Gesundheitswesen« der Heinrich-Böll-Stiftung. Band 11 der Reihe Wirtschaft und Soziales.

Hermann C et al. (2006): Das Modell »Gesundes Kinzigtal«. Managementgesellschaft organisiert Integrierte Versorgung einer definierten Population auf Basis eines Einsparcontractings. Gesundheits- und Sozialpolitik 5–6, S. 11–29

Hessinger P (2008): Soziale Konstruktion von Märkten und Integrierte Versorgung – Rationalitätskonflikte in der aktuellen Reorganisation des Gesundheitswesens. In: Amelung V, Sydow J, Windeler A (Hg): Vernetzung im Gesundheitswesen. Wettbewerb und Kooperation. Kohlhammer Verlag

Hildebrandt H (2008): Wie schaffen wir Anreize für Forschung und Entwicklung? In: Gesundheits- und Sozialpolitik, Heft 3/2008 S. 26 ff.

Hildebrandt H, Knittel R, Stunder B und Schnaiter M (2012): Mehr Qualität, mehr Nettoeinsparungen. Doppelter Nutzen für LKK-Versicherte durch Integrierte Versorgung im Kinzigtal. Welt der Krankenversicherung 3/2012, S. 87 ff.

Krauth C, Schwartz FW, Perleth M, Buser K, Busse R und Graf von Schulenburg JM (1997): Zur Weiterentwicklung des Vergütungssystems in der ambulanten ärztlichen Versorgung. Gutachten im Auftrag der Bundestagsfraktion Bündnis 90/Die Grünen

Millensen M (2012): Analysis: ACOs could have the medicare muscle to transform health system. Kaiser Health News, May 02. 2012

Porter ME and Teisberg EO (2006): Redefining Health Care – Creating Value-Based Competition on Results. Boston (Mass.)

Siegel A und Stössel U (2012): EKIV-Jahresbericht 2011. Erhältlich über www.¬ekiv.org

9 Patient im Mittelpunkt, Geld im Vordergrund – Die Diskussion um Privatisierung ist vor allem getrieben durch die Verteilung von Pfründen

Hans Joachim Salize

Der Titel dieses Beitrags ist gleichzeitig bereits seine – zugespitzte – Konklusion, die sicherlich differenzierter und kontroverser als in einem einzigen Satz abgehandelt werden muss. Das Hauptargument, das zu dieser These führt, ist schlicht die betriebswirtschaftliche Ausrichtung und Verantwortung der Akteure im deutschen Gesundheitswesen, die stets das ökonomische Wohl und die Bilanz der eigenen Institution im Blick haben (müssen), ehe es um gesellschaftliche Ziele wie der Verbesserung des Gesundheitszustandes der Bevölkerung oder deren Allgemeinwohl geht. Dabei handelt es sich um den grundlegenden Widerspruch, das Gesundheitswesen und die medizinische Versorgung der Bevölkerung als Marktgeschehen zu betrachten und es so zu organisieren, während die Werte und Ziele, die damit realisiert werden sollen, individual- und gemeinwohlorientiert sind und marktwirtschaftlichen Mechanismen nur sehr beschränkt gehorchen (Salize und Roth-Sackenheim 2009).

Nirgendwo in der Medizin lässt sich dies so gut darstellen wie in der Psychiatrie. Hier ist die Zahl der Akteure, d. h. der Leistungserbringer, Finanzierungsträger oder spezialisierten Angebote so hoch und unüberschaubar wie in keinem anderen medizinischen Fach. Dies liegt an den speziellen Anforderungen der psychiatrischen Behandlung, die weit über die rein medizinischen Belange hinaus geht und in die Lebenskreise Wohnen, Arbeit und Sozialbeziehungen hineinreicht. Psychische Störungen beeinträchtigen bekanntlich weit tiefgreifender die Lebensfelder Wohnen, Arbeit, Freizeit und Sozialbeziehungen als somatische Erkrankungen. Die auf diese Bereiche zielenden psychiatrischen Behandlungs- und Versorgungsformen, die sich im Lauf der letzten drei Jahrzehnte entwickelt haben, sind keine fakultativen Luxustherapien, sondern unverzichtbare medizinisch-psychiatrische Handlungskonzepte, ohne die eine Besserung oder Heilung der Betroffenen nicht zu erreichen ist.

Die Vielfalt und Unübersichtlichkeit der therapeutischen oder rehabilitativen psychiatrischen Angebote, die auf diese Bereiche zielen und sich über die vergangenen drei Jahrzehnte hinweg entwickelt haben, wird als »fragmentiert« charakterisiert (Salize et al. 2007). Das Phänomen der Zersplitterung der Angebots- und Finanzierungsstruktur in der Versorgung psychisch Kranker ist in Deutschland besonders ausgeprägt und in der internationalen Diskussion als »German Disease« bekannt. Auch in der Fachdebatte hierzulande hat sich der Terminus »Fragmentierung« zum geflügelten Wort entwickelt. Eines der Hauptprobleme des fragmentierten Systems ist die Koordination der Angebote und Hilfen der vielen unabhängigen Träger, die darauf abzielen sollte, die Behandlungsketten effektiv zu organisieren und Behandlungsabbrüche, Über- oder Unterversorgung zu verhindern. Dies gelingt jedoch nur rudimentär, da es weder klare Verantwortlichkeiten für Case-Management-Funktionen in der bundesdeutschen Psychiatrie gibt, noch eine leistungsfähige Dokumentations- und Berichterstattungsstruktur, die Leistungsdefizite oder Synergieeffekte abbilden würde.

Es ist evident, dass in einer solch komplexen, unübersichtlichen und weitgehend unkoordinierten Versorgungslandschaft eine zuvorderst betriebswirtschaftliche Ausrichtung der einzelnen Akteure die negativen Auswirkungen auf die Effektivität und Effizienz des Systems steigern muss.

Der beschriebene grundlegende Widerspruch im System setzt für die Akteure zuhauf falsche Anreize, die in ihrer Bündelung in einer mehr als wahrscheinlichen, wegen der Unübersichtlichkeit des Systems und der mangelhaften Berichterstattungsstrukturen jedoch kaum nachweisbaren Fehlallokation knapper Mittel resultieren. Ein Beispiel ist die Entwicklung im stationärpsychiatrischen Sektor. Hier ist die generelle Leitlinie seit der Reform der Anstaltspsychiatrie in den 1970er Jahren der Abbau stationärer Kapazitäten in der Allgemeinpsychiatrie, um die Versorgung der Patienten so weit wie möglich in den außerstationären, gemeindepsychiatrischen Sektor zu verlagern. Diese grundlegende Prämisse der Psychiatriereform hat zu einer Halbierung der Zahl stationärpsychiatrischer Betten in Deutschland innerhalb von ca. 40 Jahren geführt (▶ Abb. 9.1). Dies ist ein gesundheitspolitisch gewollter Prozess, der durch den parallelen Ausbau der außerstationären gemeindepsychiatrischen Angebote ausbalanciert worden ist – allerdings mit der oben beschriebenen systembedingten Nebenwirkung der Fragmentierung.

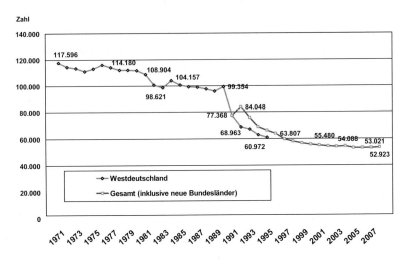

Abb. 9.1: Bettenabbau in der Allgemeinpsychiatrie
Quelle: Eigene Darstellung (nach Daten Statistisches Bundesamt 2010).

Auch gesundheitsökonomisch ist eine – medizinisch verantwortbare – Reduzierung stationärer Behandlungskapazitäten die richtige Strategie, da Krankenhausbehandlung die weitaus teuerste Behandlungsform darstellt, und jede bedarfsdeckende Alternative zur stationären Therapie die knappen Gesundheitsbudgets deutlich entlastet.

Im psychosomatischen Sektor ist in den letzten Jahren allerdings eine gegenläufige Entwicklung zum allgemeinpsychiatrischen Sektor, d. h. eine deutliche Steigerung der Bettenkapazitäten zu beobachten, die ab dem Jahre 2004 zudem merklich an Geschwindigkeit gewonnen hat (▶ Abb. 9.2). Die mittleren Verweildauerzeiten beider Sektoren zeigen ähnlich gegenläufige Trends, nämlich den einer deutlichen Reduzierung der Liegezeiten in der allgemeinpsychiatrischen Krankenhausbehandlung, während im psychosomatischen Sektor die Verweildauer auf hohem Niveau verharrt (▶ **Abb. 9**.3; Daten: Statistisches Bundesamt 2010). Treibende Kraft im psychosomatischen Sektor sind vor allem die großen privaten Krankenhauskonzerne. Ein Geschäftsmodell hierbei ist der Kauf, der Umbau oder die Umwidmung unrentabel gewordener Rehabilitations- und Kurkrankenhäuser in Kliniken für Krankheitsbilder wie Sucht-, Angst- oder depressive Störungen. Viele der psychosomatischen Krankenhäuser betreiben für Patienten mit diesen Störungen ein offensives Marketing mit einem gemischten, oftmals sichtbar wellness-orientierten therapeutischen Angebot. Die zeitliche Koinzidenz des Wachstums dieses Sektors mit der öffentlichen Debatte um die rasante Zunahme von Burn-out, Depression, Sucht- oder anderen berufs- und stressassoziierten psychischen Störungen ist auffällig.

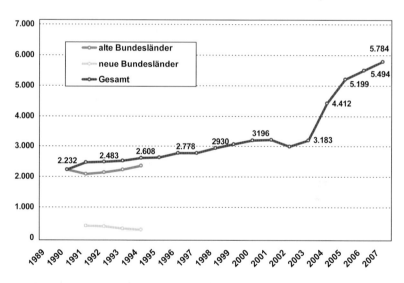

Abb. 9.2: Bettenentwicklung in der psychosomatischen Medizin
Quelle: Eigene Darstellung (nach Daten Statistisches Bundesamt 2010)

Da diese Zunahme vor allem von den Krankenkassen, die die entsprechenden Therapien in der Allgemeinpsychiatrie wie im psychosomatischen Sektor finanzieren, konstatiert und beklagt wird, ist die Frage

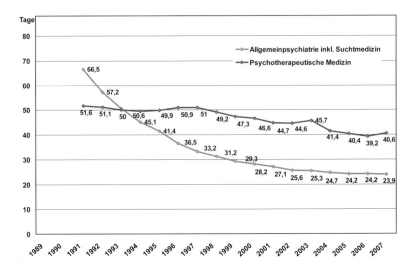

Abb. 9.3: Mittlere Verweildauer in stationärer Behandlung
Quelle: Eigene Darstellung (nach Daten Statistisches Bundesamt 2010)

nach der Henne oder dem Ei legitim, ob nämlich die Fall- und Kostenzunahme dieser Krankheitsbilder möglicherweise nicht als inzidenz-, sondern als angebotsinduzierte Zunahme zu begreifen ist.

Die genannten Störungsbilder gehören traditionell in das Aufgabenspektrum der allgemeinen Psychiatrie, die mit dem wachsenden psychosomatischen Sektor nun um diese Klientel konkurriert. Keine Konkurrenz hat die Psychiatrie allerdings bezüglich der Versorgung der deutlich schwieriger zu behandelnden chronisch kranken Patienten mit Schizophrenie oder anderen schweren psychiatrischen Krankheitsbildern zu fürchten.

Die entscheidende Frage ist dabei die nach dem zur Verfügung stehenden Budget für psychische Störungen, dessen Wachstumsgeschwindigkeit nicht mit der des psychosomatischen Sektors Schritt hält. Die beschriebene Dynamik verschiebt die Angebots- und Behandlungsquoten deutlich zuungunsten der chronisch psychisch Kranken und der sie behandelnden Institutionen. Diese Benachteiligung ist schon länger im außerstationären Sektor zu beobachten, wo z. B. bereits im Jahre 2000 die ca. 700 bayrischen Fachärzte für Psychiatrie rund dreimal so viel (überwiegend chronisch und schwer erkrankte) Patienten behandelten wie die fast 2.900 ärztlichen und psychologischen Psychotherapeuten in Bayern, dabei aber nur ein Viertel des Punktzahlvolumens erhielten wie für die Richtlinienpsychotherapie der psychotherapeutisch arbeitenden Kollegen (Melchinger et al. 2006). Die durch die beschriebene Entwicklung im stationären Sektor ausgelösten Budgetverschiebungen sind unbekannt, dürften jedoch ähnlich gravierende Ausmaße annehmen.

Es steht außer Frage, dass Aktivitäten, die darauf zielen die weiterhin extrem hohe unbehandelte Prävalenz von Depressionen, Angst- und Suchterkrankungen in Deutschland und weltweit zu verringern (Kohn et al. 2004), zu begrüßen sind. Fraglich ist allerdings, ob die Ausweitung der stationären psychosomatischen Behandlungskapazitäten die fachlich, gesundheitspolitisch und gesundheitsökonomisch adäquate Antwort ist. Die Frage muss gegenwärtig als unbeantwortet gelten.

Im vorliegenden Kontext soll das Beispiel jedoch die fehlende gesundheitspolitische Steuerung dieses Prozesses verdeutlichen, der den Mechanismen des sogenannten freien Marktes überlassen wird und damit gesundheitspolitisch irrationalen Gesetzen gehorcht. Im vorliegenden Beispiel ist der sichtbarste Beleg dieser Irrationalität die offenkundige Negation der zentralen Leitlinie der Psychiatriereform, des Prinzips der Enthospitalisierung. Die Frage, ob Protagonisten solcher deregulierten Prozesse einem gesellschaftlichen Auftrag zur Gesundheitsversorgung folgen oder schlicht Märkte erschließen und Gewinne maximieren wollen, ist vermutlich obsolet.

Sozialgesetzgebung

Die gegenwärtige Sozialgesetzgebung begünstigt solche Tendenzen. Die Teilung der Finanzierungsverantwortung für die psychiatrische Versorgung in Deutschland zwischen Krankenkassen, kassenärztlicher Vereinigung, überörtlicher Sozialhilfe und Rentenversicherung ist – obwohl oder gerade weil historisch gewachsen – künstlich und steht den Versorgungsanforderungen einer modernen Psychiatrie entgegen.

137

Die Notwendigkeit einer personenbezogenen Sicht- und Vorgehensweise in der Behandlung psychisch Kranker ist fachlich unbestritten, die Psychiatrie ist aber nach wie vor gezwungen, die Behandlungen in einer einrichtungsbezogen strukturierten Versorgungs- und Finanzierungslandschaft umzusetzen.

Getrennte Budgets und Finanzierungsverantwortungen zwischen stationärer, ambulanter und rehabilitativer Versorgung waren spätestens mit der Abschaffung der Anstaltspsychiatrie nicht mehr zeitgemäß, wurden aber während der Psychiatriereform nicht den modernen Versorgungserfordernissen angepasst.

Das gegenwärtige System setzt damit permanent die falschen Anreize in der Budgetverwaltung und unterstützt Doppel- oder Unterversorgung und -finanzierung sowie die Erschließung von aus gesamttherapeutischer Sicht irrationalen Versorgungsstrategien oder Gesundheits-»märkten«.

Begünstigt wird ebenfalls, Versorgungslasten oder therapeutische Leistungen mit ungünstigen Ausgaben-Ertragsbilanzen in den Nachbarsektor oder an einen anderen Finanzierungsträger zu schieben, wann immer dies möglich ist.

Inwieweit die gegenwärtigen Bemühungen zur Flexibilisierung der starren und fragmentierten Entgeltverfahren in der Versorgung psychisch Kranker, die sich durch das Stichwort »Integrierte Versorgung« beschreiben lassen, tatsächlich diese Ziele erreichen, ist fraglich und bedarf des empirischen Nachweises. Bisher werden lediglich die Budgets von Krankenhäusern, psychiatrischen Ambulanzen sowie niedergelassenen Psychiatern flexibilisiert, die allerdings nur einen Teil (im Falle der Schizophrenie nur rund die Hälfte) der Kosten der Versorgung psychisch Kranker ausmachen (Roick et al. 2008, Salize und Roth-Sackenheim 2009).

Ein entscheidendes Hemmnis einer umfassenderen Flexibilisierung sind die massiven Interessenkollisionen der an der Versorgung beteiligten Akteure, die gezwungen sind, unter den beschriebenen paradoxen Mechanismen zu handeln.

Ein echter Wille zur Optimierung der komplexen psychiatrischen Versorgungsstrukturen oder des Aufbrechens des Zwanges zur Budgetentlastung durch Verschieben von Versorgungslasten in andere Sektoren oder auf Wettbewerber ist nicht erkennbar, da dies immer ein Infragestellen der Partikularinteressen der Beteiligten erfordern würde.

Forschung

Entgegen gelegentlicher Sonntagsreden besteht in der beschriebenen Konstellation auf Seiten der wichtigsten Interessengruppen (Finanzierungsträger, Fachgesellschaften, Einrichtungsträger usw.) kein Bedarf an objektiver wissenschaftlicher Evidenz über Strukturen, Prozesse und Ergebnisse der gegenwärtigen Versorgungspraktiken. Zwar ist eine kleinteilige, allerdings oftmals auch interessengeleitete Versorgungsforschung hier und da möglich, nicht jedoch (in der Regel teure) system- oder bereichsübergreifende Forschungsvorhaben, die die Wirkweise des Gesamtsystems in den Blick nehmen. Ein Beispiel ist die nach wie vor schwierige Verknüpfung von Krankenkassendaten mit denen der Kassenärztlichen Vereinigung, die verhindert, dass die klassische Versorgungslücke des deutschen Gesundheitssystems zwischen stationärer und ambulanter Versorgung in ihren tatsächlichen Auswirkungen analysiert werden kann.

Da fundiertes Wissen über Versorgungszusammenhänge letztlich nicht erwünscht ist, wird Gesundheitspolitik in Deutschland weitgehend unbelastet von wissenschaftlicher Evidenz gemacht. Wie sonst würde sich erklären lassen, dass die Gründung von Instituten wie dem IQWIG, das die Entscheidungen über die Aufnahme von Therapien und Versorgungsstrategien in den Versorgungskatalog evidenzbasiert ermöglichen soll, in einem so durchorganisierten Land wie Deutschland erst in der jüngeren Vergangenheit erfolgt ist (Salize 2012).

Auch die gerade stattfindende Umstrukturierung der Entgeltsysteme in der psychiatrischen Krankenhausversorgung geschieht weitgehend im evidenzfreien Raum. Das Risiko eines kontraproduktiven oder gar paradoxen Ergebnisses ist entsprechend hoch.

Alles in allem wird es angesichts der bisherigen Erfahrungen mit Gesundheitsreformen einer größeren Erschütterung bedürfen – vergleichbar etwa der Pleite Griechenlands in der gegenwärtigen Banken- und Finanzkrise – bis die veralteten und verkrusteten Strukturen des Gesundheitswesens in Deutschland aufgebrochen werden können und einem Finanzierungs- und Versorgungssystem Platz machen, das den Patient und dessen Behandlung tatsächlich in den Mittelpunkt aller Bemühungen stellt.

Literatur

Kohn R, Saxena S, Levav I, Saraceno B (2004) Treatment Gap in Mental Health Care – Bull World Health Organ 82: 858–868

Melchinger H, Rössler W, Machleidt W (2006) Ausgaben in der psychiatrischen Versorgung. Der Nervenarzt 77: 73–80

Roick C, Heinrich S, Deister A, Zeichner D, Birker T, Heider D, Schomerus G, Angermeyer M, König H (2008) Das Regionale Psychiatriebudget: Kosten und Effekte eines neuen sektorübergreifenden Finanzierungsmodells für die psychiatrische Versorgung. Psychiat Prax 35: 279–285

Salize HJ, Rössler W, Becker T (2007) Mental health care in Germany: current state and trends. Eur Arch Psychiatry Clin Neurosci. 257: 92–103

Salize HJ, Roth-Sackenheim C (2009) Marktwirtschaftlicher Wettbewerb zur Verbesserung der ambulanten psychiatrischen Versorgung. Psychiatrische Praxis 36: 106–109

Salize HJ (2012) Psychiatrische Versorgungsforschung in Deutschland. Die Kerbe 1/2012, 18–21

Statistisches Bundesamt (2010) Gesundheit – Grunddaten der Krankenhäuser. Fachserie 12 Reihe 6.1.1. Statistisches Bundesamt, Wiesbaden

10 Wer nachhaltig handeln will, muss ganzheitlich denken

Joachim Breuer

Es ist noch keine zehn Jahre her, da stand die gesetzliche Unfallversicherung – und mit ihr große Teile des Sozialstaats – im Zentrum einer heftigen Diskussion um die rechtliche Ausgestaltung der Daseinsvorsorge. Privatisierung hieß das Schlagwort, das eine goldene Zukunft versprach mit mehr Qualität zu niedrigeren Preisen. Für die Unfallversicherung reichten die Reformvorstellungen daher von einer Öffnung der Berufsgenossenschaften für den Wettbewerb bis hin zur vollständigen Abschaffung des bisherigen Systems, in dem ein Unfallversicherungsträger als öffentlich-rechtliche Körperschaft eine feste Zuständigkeit für einen Wirtschaftszweig hat. Wahlfreiheit statt Pflichtversicherung hieß die Devise.

Letztlich wurde keiner dieser Vorschläge umgesetzt. Die Änderungen, die die Politik vornahm, geschahen alle im bestehenden System. Die grundsätzliche Verfasstheit der Träger der gesetzlichen Unfallversicherung als selbstverwaltete Körperschaften öffentlichen Rechts mit Pflichtversicherung blieb unberührt.

Die Ablehnung eines grundsätzlichen Wechsels zu einem wettbewerblich orientierten Modell mit Wahlfreiheit zwischen den verschiedenen Anbietern hatte gute Gründe. In der gesetzlichen Unfallversicherung sind beispielsweise betriebliche Prävention und Versicherung zusammengefasst. Diese Einheit aus Vorsorge und Entschädigung aufzuspalten, hätte wertvolle Synergieeffekte zunichte gemacht, die sich aus dem Austausch von Informationen über das Unfallgeschehen ergeben. Ebenso verloren gegangen wären die Effizienz- und Effektivitätsgewinne, die durch die Steuerung des Systems durch die Vertreterinnen und Vertreter der Sozialpartner in der Selbstverwaltung entstehen. Das Berufskrankheitenrecht wäre im Rahmen eines privatwirtschaftlichen Systems nicht darstellbar gewesen. Und letztlich wären auch die versprochenen finanziellen Einsparungen nicht zu realisieren gewesen, wenn die Träger der Unfallversicherung zukünftig Mittel für Marketing hätten aufwenden müssen.

Das Problem der damaligen Debatte war die starke Verengung auf das Thema Beitragshöhe in der Unfallversicherung. Dass ein privatwirtschaftlich organisiertes System quasi automatisch zu niedrigeren Beiträgen führt, wurde vorausgesetzt – und auch angesichts gegenteiliger internationaler Beispiele nicht hinterfragt. Der Aufwand, die komplexen Folgen eines Systemwechsels zu kommunizieren, war beträchtlich. Doch er war notwendig, um den politischen Akteuren die Wechselwirkungen zwischen Unfallversicherung, betrieblichem Arbeitsschutz und Gesundheitswesen zu vergegenwärtigen.

Was können wir aus dieser Geschichte lernen? Das Ziel ist nicht, Privatisierung zu verdammen und eine öffentlich-rechtliche Organisation als Allheilmittel darzustellen. Die Geschichte soll vielmehr dafür sensibilisieren, dass wesentlich mehr Faktoren in die Entscheidung über die Chancen und Risiken einer Privatisierung von Gesundheitsleistungen einfließen müssen als nur zweifelhafte Annahmen über mögliche Preiseffekte.

Privatisierungs-Debatten steuern meistens auf die These zu: Private machen es billiger – weil sie im Wettbewerb stehen, weil sie mehr auf die Kosten achten und so weiter. Man gerät bei dieser Debatte leicht in eine Lage, in der man Einzelposten vergleicht, das große Ganze – sprich den Heilungs- und Rehabilitationserfolg – aber aus den Augen verliert. Die Frage der Qualität droht unter den Tisch zu fallen.

Die gesetzliche Unfallversicherung verfolgt seit jeher einen anderen Ansatz. Berufsgenossenschaften und Unfallkassen schauen nicht auf einzelne Posten in der Heilbehandlung. Sie betrachten den gesamten Prozess der Rehabilitation, das Zusammenwirken verschiedener Maßnahmen und den Erfolg, der sich daraus ergibt.

Dazu muss man Folgendes wissen: Die gesetzliche Unfallversicherung hat den Auftrag, bei einem Arbeitsunfall oder einer Berufskrankheit die berufliche und soziale Wiedereingliederung ihrer Versicherten sicherzustellen. Ihre Zuständigkeit beginnt also am Unfallort und endet mit der hoffentlich erfolgreichen Rückkehr der Versicherten ins Arbeits- und

Privatleben. Zuständigkeit bedeutet in diesem Fall nicht nur: Die gesetzliche Unfallversicherung übernimmt die Kosten. Es bedeutet auch: Die gesetzliche Unfallversicherung steuert die gesamte Rehabilitation. Die Reha-Manager der Gesetzlichen Unfallversicherung steuern den Fortschritt der Heilbehandlung. Steuern geht dabei ziemlich weit – so weit, dass der Reha-Manager sogar die Verlegung eines Versicherten in ein anderes Krankenhaus anordnen kann, wenn ihm die Leistung eines Krankenhauses nicht ausreichend erscheint. Die Reha-Manager sorgen außerdem dafür, dass die medizinische Behandlung optimal mit anderen Maßnahmen der beruflichen und sozialen Wiedereingliederung verzahnt ist. Dabei berücksichtigen sie auch die Bedürfnisse der Versicherten, mit denen sie engen Kontakt halten.

Diese Prozessorientierung eröffnet der gesetzlichen Unfallversicherung eine andere Perspektive. Wer den gesamten Prozess der Rehabilitation im Blick hat, kann nämlich sehen, wie einzelne Behandlungsschritte und Leistungen miteinander verknüpft sind. Diese Wechselwirkungen zu beachten, ist wiederum wichtig. Denn was nützt es, wenn eine Maßnahme an einer Stelle Kosten spart, die Qualitätsverluste aber den Heilungserfolg verzögern oder die Heilung sogar sabotieren?

Rehabilitation ist ein komplexer, ganzheitlicher Prozess. Wirtschaftlichkeitsanalysen müssen diese Komplexität und Ganzheitlichkeit berücksichtigen. Sonst riskiert man, das Kind mit dem Bade auszuschütten. Heilung ist nicht nur ein körperlicher Vorgang. Heilung ist auch ein sozialer, psychologischer und wirtschaftlicher Prozess. Eine gelungene Heilung ist nicht nur ein persönlicher Gewinn für die Betroffenen. Auch die Familien, die Arbeitgeber, die Sozialversicherung und das Gemeinwesen insgesamt profitieren von der Herstellung der Arbeitskraft. Umgekehrt ist eine misslungene Heilung nicht nur eine persönliche Katastrophe – sie verursacht auch erhebliche Folgekosten. Die Familie muss einen erheblichen Einkommensverlust hinnehmen, dem Arbeitgeber entstehen Produktivitätsverluste und die Sozialversicherung muss eine Rente zahlen, die über die Beiträge die gesamte Wirtschaft belastet.

Vor diesem Hintergrund kann es also nie darum gehen, nur Leistungen der medizinischen Behandlung und Rehabilitation »billiger« zu machen. Reformen im Gesundheitswesen müssen immer die Folgen für die gesamte Volkswirtschaft berücksichtigen. Das heißt, ihnen muss eine

Analyse vorausgehen, ob die vorgeschlagenen Veränderungen die Qualität von Heilung und Wiedereingliederung befördern oder beeinträchtigen. Nur so ist sichergestellt, dass Kosteneinsparungen in der Gegenwart nicht zu Kostenexplosionen in der Zukunft führen. Aus meiner Sicht ist eine solche Analyse der erfolgversprechende Weg, um die Nachhaltigkeit unseres Sozialstaates zu fördern. Und es ist eine Win-win-Situation, die nicht auf ein Gegeneinander von Versicherten, Leistungserbringern und Kostenträgern hinausläuft, sondern auf eine Zusammenarbeit.

An dieser Stelle ist es möglich anzuführen, dass die gesetzliche Unfallversicherung es sich aufgrund ihrer Strukturen und ihres gesetzlichen Auftrags erlauben kann, einen solchen Blickwinkel einzunehmen. Andere Kostenträger könnten dies demnach nicht. Das ist allerdings nicht korrekt: Richtig ist zwar, dass Berufsgenossenschaften und Unfallkassen zur Rehabilitation mit allen geeigneten Mitteln verpflichtet sind. Das ergibt sich aus dem rechtlichen Hintergrund, dass die Unfallversicherung den Arbeitgeber von der Haftung für Arbeitsunfälle und Berufskrankheiten freistellt. Das entbindet die Träger aber nicht vom Grundsatz des wirtschaftlichen Handelns, zu dem das Sozialrecht die gesetzliche Unfallversicherung genau wie die anderen Sozialversicherungszweige verpflichtet.

Der Unterschied liegt also nicht in der Pflicht zum wirtschaftlichen Handeln, sondern darin, dass der gesetzliche Auftrag der Unfallversicherung schon früh eine andere Perspektive eröffnet hat. Bereits wenige Jahre nach Gründung der gesetzlichen Unfallversicherung im Jahre 1885 bemühten sich die Berufsgenossenschaften darum, die Heilbehandlung ihrer Versicherten zu verbessern. Dazu gehörte zum Beispiel 1887 die Gründung einer der ersten Unfallkliniken der Welt, das »Bergmannsheil« in Bochum. Die Unfallversicherung hatte schnell verstanden, dass eine misslungene Rehabilitation lebenslange Rentenzahlungen nach sich zieht. Diese Erkenntnis war ein wichtiger Anreiz für zunehmende Investitionen in die Rehabilitation. Die Arbeitgeber, die damals noch allein die Selbstverwaltung der gesetzlichen Unfallversicherung stellten, widersetzten sich diesem Bestreben übrigens nicht, sondern unterstützten es. Auch heute steht die Selbstverwaltung der Unfallversicherung Investitionen in bessere Heilerfolge positiv gegenüber und es ist anzunehmen, dass die Argumente, die Arbeitgeber- und Versichertenvertreter in diesem Sozialversicherungszweig überzeugen, ebenfalls die Selbstverwalter der anderen Sozialversicherungszweige überzeugen können. Für die Zukunft plant die gesetzliche Unfallversicherung ihren integrativen Versorgungsansatz auszubauen. Derzeit werden sektorenübergreifend Standards für die Rehabilitation schwerer Verletzungen entwickelt. Das Reha-Management in den Verwaltungen der Unfallversicherungsträger wird gestärkt. Da die Zusammenarbeit zwischen Trägern und Leistungserbringern bei der Steuerung der Rehabilitation eine Schlüsselrolle einnimmt, sollen auch diese Verfahren und Strukturen besser definiert werden.

Wenn Berufsgenossenschaften und Unfallkassen also nach Wirtschaftlichkeitsreserven in Heilbehandlung und Rehabilitation suchen, dann bedeutet das nicht, dass sie nach pauschalen Einsparungen suchen. Der Weg zu mehr Wirtschaftlichkeit führt über die Verbesserung der Qualität. Diese kann im ersten Moment durchaus etwas kosten, sich langfristig aber durchaus rechnen.

Ein Beispiel macht dies deutlich: Bei einer schweren Handverletzung stehen Ärzte mitunter vor der Frage: Amputieren wir die Hand jetzt oder versuchen wir sie zu replantieren, also zu retten? Würden die Operationskosten den Ausschlag geben, wäre die Antwort klar: amputieren. Denn eine Amputation kostet gerade einmal die Hälfte einer Replantation. Natürlich ist eine solche Überlegung unethisch. Aber nicht nur das: Sie ist auch unwirtschaftlich (▶ Tab. 10.1).

Denn was sind die Folgekosten? Bei der Amputation fallen neben den OP-Kosten von rund 16.000 Euro noch Kosten für eine Prothese, für Verletztengeld und eine Umschulung an, die rund 175.000 Euro erreichen. Bei der Replantation dagegen fallen neben den Kosten für die Heilbehandlung von rund 30.000 Euro noch etwas über 23.000 Euro für Verletztengeld an. Allein bei der Heilbehandlung beträgt der Kostenvorteil der Replantation also schon rund 140.000 Euro. Richtig augenfällig wird er aber, wenn man auch noch die Rentenkosten in die Rechnung einbezieht. Hier stehen 432.000 Euro für eine verlorene Hand 343.000 Euro für eine replantierte Hand gegenüber. Insgesamt spart man mit einer Replantation also ca. 230.000 Euro und rettet auch noch die Hand des Versicherten. Es profitieren also Versicherte und Kostenträger davon, wenn in die Qualität des Heilverfahrens investiert wird.

Tab. 10.1: Gegenüberstellung Replantation und Amputation

Replantation	
Kosten stationäre Behandlung:	29.276 €
Verletztengeld:	23.400 €
Rentenleistungen:	343.000 €
Gesamtkosten GUV:	**395.676 €**
Amputation	
Kosten stat. Behandlung (BG):	15.918 €
Prothesenversorgung:	92.000 €
Verletztengeld:	9.072 €
Umschulung/Übergg.	75.000 €
Rentenleistungen:	432.000 €
Gesamtkosten GUV:	**623.990 €**

Quelle: Erhard 2012

Diese Überlegungen treffen übrigens nicht nur für den Einzelfall zu. Bereits im Jahre 2009 kam das Institut Prognos in einer Studie zur medizinischen Rehabilitation Erwerbstätiger zu dem Ergebnis, dass Investitionen in die Rehabilitation sich lohnen – und zwar erheblich. Bislang bestehen noch einige Probleme, die das Potenzial dieser Investitionen beeinträchtigen, zum Beispiel beim Zugang zu medizinischen Leistungen oder die noch bestehenden Defizite bei der Vernetzung von medizinischer und beruflicher Rehabilitation. Würden diese Hindernisse verringert, so sei davon auszugehen, dass die eingesparten Kosten bei den Transferleistungen und die Einnahmen durch gewonnene Lebensarbeitszeit die Aufwendungen für die Rehabilitation schon in wenigen Jahren um Milliarden übersteigen würden (▶Abb. 10.1).

Nimmt man die Qualität in den Fokus seiner Bemühungen, dann spielt die Rechtsform der Leistungserbringer im Regelfall gar keine so große Rolle. Zu den Leistungserbringern, die Versicherte der gesetzlichen Unfallversicherung behandeln dürfen, gehören konsequenterweise Ärzte in freier Praxis und kommunale Krankenhäuser genauso wie private Kliniken. Diese werden auf der Grundlage feststehender Kriterien zur Heilbehandlung zugelassen. Diese Kriterien betreffen beispielsweise die persönliche Qualifikation des Arztes, die räumliche und

Rehabedingte Einnahmen und Ausgaben aller Sozialversicherungszweige

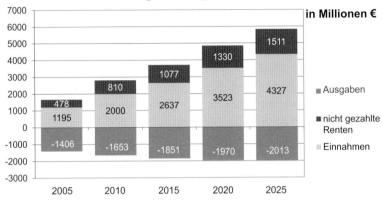

Abb. 10.1: Rehabilitation lohnt sich!
Quelle: Prognos AG, 2009.

personelle Ausstattung der Behandlungsräume und die zeitliche Erreichbarkeit.

Der Gesetzgeber hat Berufsgenossenschaften und Unfallkassen bei der Gestaltung ihrer Heilverfahren weitreichende Freiheiten eingeräumt. Das betrifft auch die Möglichkeit, Kliniken und Ärzten über die genannten Zulassungskriterien einseitig Qualitätsstandards aufzuerlegen. Diese Gestaltungsmacht hat die gesetzliche Unfallversicherung in Zusammenarbeit mit den ärztlichen Verbänden und Fachgesellschaften ausgeübt. Sie hat dadurch wesentlich dazu beigetragen, das Versorgungsniveau in der Unfallmedizin insgesamt anzuheben. Die Unfallversicherung hat durch ihre Anforderungen die Versorgungslandschaft damit deutlich und positiv mitgeprägt.

Auch wenn die gesetzliche Unfallversicherung grundsätzlich die Organisationsform außer Acht lässt. Eine Ausnahme macht sie bei der Frage der Standards: Berufsgenossenschaften und Unfallkassen haben sehr gute Erfahrungen damit gemacht, eigene Kliniken für die Versorgung von Unfallverletzten zu unterhalten. Auch hier steht nicht das Kostenargument im Vordergrund, sondern das Niveau der Versorgung.

147

Durch die enge Verbindung zwischen Unfallversicherung und Kliniken ist gewährleistet, dass sich die Heilbehandlung immer am neuesten Stand von Wissenschaft und Technik orientiert. Die BG-Kliniken dienen als Qualitätsmaßstab für die anderen Leistungserbringer innerhalb der Versorgungsnetzwerke der gesetzlichen Unfallversicherung. Eine vergleichbar enge Einbindung der medizinischen Leistungserbringer wäre über eine andere Organisationsform nicht zu erreichen. Nebenbei bemerkt erfüllen die Unfallkrankenhäuser, die allen Patienten offen stehen, auch wichtige Aufgaben für die Allgemeinheit wie die Versorgung von Schwerbrandverletzungen, Querschnitten und Polytraumata, für die am Markt sonst kein ausreichendes Angebot zur Verfügung steht.

Aus diesen Betrachtungen lässt sich folgendes Fazit ziehen: Qualität und nachhaltige Finanzierung sind zwei Seiten derselben Medaille. Ein integriertes System wie die gesetzliche Unfallversicherung macht diese Zusammenhänge deutlich. Es ist daher davor zu warnen, die Wirtschaftlichkeitsfragen im Gesundheitswesen zu kleinteilig zu betrachten und die Verantwortung für Qualität und Wirtschaftlichkeit zu sehr auf die Ebene der Leistungserbringer zu verlagern. Eine kleinteilige Betrachtung birgt die Gefahr, am Ende unwirtschaftlich zu handeln.

Aus diesem Grund ist es wichtig, ein Verständnis von Heilung zu entwickeln, das deren biologische, psychologische und soziale Grundlagen berücksichtigt und in entsprechende Strukturen und Abläufe übersetzt. Die Frage der Rechtsform der Leistungserbringer spielt dem gegenüber nur eine untergeordnete Rolle.

Es ist davon auszugehen, dass das Gesundheitswesen nur mit einer entsprechenden Änderung der Perspektive die notwendigen Fortschritte bei der Rehabilitation von Unfallverletzten oder chronisch Erkrankten machen wird. Vor dem Hintergrund des demografischen Wandels und der wachsenden Zahl von Menschen, die während ihres Arbeitslebens eine Behinderung erwerben, ist diese Einsicht von essenzieller Bedeutung für die Dynamik der Wirtschaft und die Nachhaltigkeit des Sozialstaats.

Literatur

Prognos AG (2009) Die medizinische Rehabilitation Erwerbstätiger – Sicherung von Produktivität und Wachstum. Basel 10.08.2009.

Ricke W (2010) 125 Jahre gesetzliche Unfallversicherung – Streiflichter. Deutsche Gesetzliche Unfallversicherung. Berlin.

Erhard H (2012) Die Notwendigkeit eines SGB VII Kliniknetzwerkes in einem SGB V gesteuerten Fallpauschalen-Gesundheitsmarkt. Berufsgenossenschaftliche Kliniken Bergmannstrost Halle, Berufsgenossenschaftliches Unfallkrankenhaus Hamburg.

11 Effektive Vernetzung von Leistungserbringern durch Privatisierung

Nils Hellrung, Frank Schifferdecker-Hoch

Zusammenfassung

Vernetzung und Qualitätsorientierung sind zwei relevante Konzepte für die Zukunft des Gesundheitswesens. Für ihre Ausgestaltung stehen insbesondere die Instrumente der Integrierten Versorgung sowie der leistungsorientierten Vergütung zur Verfügung. Fraglich ist, wie die konkrete Umsetzung dieser Instrumente aussehen und wie das Verhältnis von privatwirtschaftlichen Unternehmen zu freiberuflichen Versorgern strukturiert werden kann. In diesem Beitrag wird ein Praxisbeispiel eines deutschlandweiten integrierten Versorgungsnetzwerkes mit leistungsorientierten Vergütungsanteilen beschrieben, in dem die zentrale Koordination durch eine private Managementgesellschaft übernommen wird.

Gegenstand und Motivation

Die große Bedeutung professionalisierter Netzwerkstrukturen für die Sicherstellung der Bezahlbarkeit bei gleichzeitiger Beibehaltung oder Erhöhung der Versorgungsqualität wird heutzutage kaum noch in Frage gestellt (Sachverständigenrat 2009). Die Integrierte Versorgung gehört zu den etablierten Versorgungsformen und wird in den nächsten Jahren weiter an Bedeutung gewinnen (Sachverständigenrat 2009). Ab voraussichtlich 2013 können Ärztenetzwerke Budgetverantwortungen bei ihrer Kassenärztlichen Vereinigung beantragen (BMG 2012). Voraussetzung hierfür ist ein hoher Grad an Organisation, Verbindlichkeit und Professionalität. Das Gesetz über die Neuordnung des Arzneimittelmarktes (AMNOG) ermöglicht Pharmaherstelllern, direkte Vertragspartner bei integrierten Versorgungsverträgen zu werden (BMG 2012a). Vor diesem Hintergrund stellt sich die Frage, wie zukünftig in Gesundheitsnetzwerken das Verhältnis von privatwirtschaftlichen, öffentlichen und freiberuflichen Interessen geregelt wird. Während dieser Diskurs häufig in Form eines Entweder-oder geführt wird, soll durch diesen Beitrag eine Möglichkeit aufgezeigt werden, wie diese unterschiedlichen Perspektiven in vernetzten Versorgungsstrukturen zusammengeführt werden können.

Die Integrierte Versorgung lebt von der Abstimmung unterschiedlicher, teilweise hoch spezialisierter Akteure. Dies gilt sowohl für die Koordination der medizinischen Leistungserbringung als auch für die Abstimmung unterschiedlicher Interessensgruppen. Damit wird das Netzwerkmanagement zu einer strategisch wichtigen Kompetenz im Gesundheitsmarkt. Angesichts der dabei auftretenden Komplexität herrscht weitgehend Einigkeit, dass eine effiziente Umsetzung ohne Unterstützung durch entsprechende Informations- und Kommunikationsinstrumente nur bedingt möglich ist (Hellrung 2008). Insbesondere gilt es, neue Anforderungen an Behandlungsabläufe und -qualität so abzubilden, dass ein transparenter Zusammenhang zwischen Behandlungsqualität einerseits und Vergütung andererseits entsteht. Dies ist umso relevanter, sobald leistungsorientierte (pay for performance) Vergütungsmodelle umgesetzt werden.

Leistungsorientierte Vergütung als Gestaltungselement des Netzwerkmanagements

Ein wesentlicher Kritikpunkt im deutschen Gesundheitswesen ist, dass die Vergütungssysteme sowohl im ambulanten als auch im stationären Bereich nur unzureichend an die Qualität der Versorgung gebunden sind. Mehr Qualität ist gleichzeitig eine permanente Forderung in der Diskussion im deutschen Gesundheitssystem. Vor allem im Zuge selektiver Vertragsformen (Integrierte Versorgung nach §140a-d SGB V, hausarztzentrierte Versorgung nach §73b SGB V, spezielle fachärztliche Versorgung nach §73c SGB V) ergeben sich neue Möglichkeiten für die Einführung leistungsorientierter Modelle (Amelung 2009).

151

Leistungsorientierte Vergütung (Pay for Performance) wird dabei wie folgt definiert: «Pay for Performance (PFP) describes a method of reimbursement that relates payment to one or several measures which are based on individual or group performance« (Amelung 2009). Grundsätzlich ist leistungsorientierte Vergütung also an Bewertungskriterien gebunden, eine feste Definition dieser Kriterien liegt jedoch nicht vor. PFP soll dabei nicht als reines Belohnungsmodell für einmalige Qualitätssteigerungen oder Kostensenkungen betrachtet werden, sondern als Werkzeug zur kontinuierlichen Verbesserung (Institue of Medicine 2006). Die erfolgsorientierte Vergütung kann sich auf einzelne Versorger (z. B. einzelne Arztpraxen), Versorgungskollektive (z. B. regional kooperierende Praxen) oder einer Mischung aus beiden Ansätzen beziehen (Bodenheimer 1996). In Versorgungsnetzwerken ist die Anwendung erfolgsabhängiger Vergütung nicht unumstritten, da sie unter Umständen der notwendigen Vertrauensbildung zwischen den Akteuren entgegenwirken kann (Bogenstahl 2011).

Als besonders komplex gilt die konkrete Ausgestaltung von PFP-Modellen. Zunächst ist zu definieren, was unter einem Erfolg der Versorgungsleistung zu verstehen ist (medizinischer bzw. wirtschaftlicher Erfolg). Daraus müssen quantifizierbare, widerspruchsfreie und möglichst vollständige Indikationen zur Erfolgsmessung abgeleitet werden, die wiederum in einem Punktesystem abgebildet und monetär zu bewerten sind (Kongstvedt 2001c). Dabei ist insbesondere wichtig, dass die Indikatoren von den Versorgern direkt zu beeinflussen sind, was bei gesundheitsbezogenen Parametern häufig nicht der Fall ist. Daher werden zusätzlich Struktur- und/oder Prozesskennzahlen in das Indikatorensystem aufgenommen (Amelung 2009).

Neben diesen inhaltlichen Anforderungen besteht die zweite Säule für ein PFP-Modell in einem transparenten Reporting-System, welches die Versorger möglichst unmittelbar über die Effekte ihrer Arbeit informiert. Angesichts der Komplexität und Vielfalt der Informationen einerseits und der Anforderung an die Informationsaggregation andererseits ist diese Aufgabe nur mit einer speziellen Softwarelösung zu bewerkstelligen.

Umsetzung von Pay-for-Performance-Modellen durch privatwirtschaftliche Managementgesellschaften

Grundsätzlich sind für die Etablierung eines PFP-Modells demnach erhebliche Anforderungen an den Betreiber zu stellen. Die Indikatorenlogik muss definiert, Versorger für das System gewonnen und eine entsprechende IT-Lösung entwickelt werden. Grundsätzlich sollte der Betreiber des Modells nicht selbst Bestandteil der Versorgung sein und somit Gefahr laufen, in bestimmten Bereichen wettbewerblich gegenüber den Versorgern aufzutreten. Vertrauen kann als einer der wichtigsten Faktoren in Qualitätssteuerungsansätzen im Gesundheitswesen angesehen werden (Möller 2011).

Das Konstrukt der Managementgesellschaft wurde geschaffen, um solche Aufgaben im Rahmen der Integrierten Versorgung zu übernehmen (SGB). Eine Managementgesellschaft kann insbesondere auch privatwirtschaftlich organisiert sein und bewusst Vorinvestitionen leisten, um die beschriebene Plattform aus PFP-Modell und entsprechender IT-Lösung zu entwickeln. Das betriebswirtschaftliche Ziel der Managementgesellschaft hängt dabei von ihrer Ausgestaltung sowie von den ausgehandelten Versorgungsverträgen ab. Im Folgenden wird anhand eines Praxisbeispiels aufgezeigt, wie eine privatwirtschaftliche Managementgesellschaft sowie freiberuflich organisierte Bereiche innerhalb eines integrierten Versorgungsnetzwerkes zusammenarbeiten und ein PFP-Modell gemeinsam umsetzen.

Praxisbeispiel Netzwerkqualitätsindex

Das Unternehmen FPZ: DEUTSCHLAND DEN RÜCKEN STÄRKEN hat in den Jahren 2005 – 2012 ein innovatives Versorgungssystem für chronische Rückenschmerzpatienten entwickelt und systematisch im deutschen Gesundheitswesen implementiert. FPZ: DEUTSCHLAND DEN RÜCKEN STÄRKEN nimmt dabei die Rolle einer Managementgesellschaft ein und beteiligt sich selbst nicht an der Versorgung. An über 150 Standorten deutschlandweit nehmen mittlerweile über 2500 Haus- und Fachärzte teil, die gemeinsam mit speziell qualifizierten Therapiezentren die Diagnostik und Therapie auf der Basis der Nationalen Versorgungsleitlinie Kreuzschmerz (NVL) praktizieren. Es haben sich also über 150 regionale Netzwerke gebildet, an denen chronische Rückenschmerzpatienten nach einem einheitlichen System einrichtungsübergreifend behandelt werden. Maßgeblich für eine umfassende Versorgung von Rückenpatienten ist dabei nicht so sehr, dass nur ein einzelnes Mitglied einer Behandlerkette sehr gute Arbeit leistet, sondern dass diese Behandlerkette insgesamt gute Ergebnisse erzielt. Somit wird der Anreiz in den Vordergrund gestellt, die Netzwerkarbeit zu optimieren.

Zur Bestimmung der Gesamtqualität eines regionalen Netzwerkes wird der FPZ NETZWERKQUALITÄTSINDEX (NQI) als Grundlage zur Berechnung ärztlicher Komplexpauschalen in einem Versorgungsmodell für chronische Rückenschmerzen herangezogen. Leistungserbringer aus Netzwerken mit einer besseren Gesamtergebnisqualität erhalten dabei ein höheres Honorar als Netzwerke mit einer geringeren Gesamtergebnisqualität.

Der Netzwerkqualitätsindex erfasst somit alle relevanten Informationen über das Versorgungsgeschehen. Grundlage der Bewertung sind die über ein spezielles Datenportal erfassten Behandlungsdaten, Fortbildungsparameter sowie Parameter aus dem Vertragsbereich. Es werden keine Bewertungen der Arztpraxen durch Patienten vorgenommen (subjektive Qualitätsmessungen).

Der Netzwerkqualitätsindex setzt sich zusammen aus

- dem Aktivitätsindex,
- dem Fortbildungsindex,
- dem Behandlungspfadkonformitätsindex,
- dem Schmerzreduktionsindex sowie
- dem Lern- und Integrationsindex.

Diese Indizes umfassen sowohl Aspekte der Wirksamkeit (Schmerzreduktion) als auch der Wirtschaftlichkeit in unterschiedlichen Dimensionen (Ergebnisqualität, Struktur- und Prozessqualität) und werden mit unterschiedlichen Gewichtungen in den Gesamtscore eingerechnet (▶ Abb. 11.1).

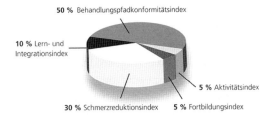

Abb. 11.1: Gewichtung der Teilindizes im Netzwerkqualitätsindex
Quelle: Eigene Darstellung.

Aktivitätsindex

Je geringer die Ablaufroutine in einer Integrierten Versorgung, desto größer die Unsicherheit und in der Folge die Unzufriedenheit in den Abläufen. Netzwerkprozesse sind in einer Arztpraxis häufig eher die Ausnahme, als die Regel. Die Behandlung einer Mindestanzahl von Patienten in der Integrierten Versorgung im Vergleich zur Regelversorgung gilt als wichtiges Erfolgskriterium in Netzwerken (Bogenstahl 2011). Der Aktivitätsindex misst den Grad der Beteiligung jeder Praxis am Versorgungsmanagement durch die Anzahl der Einschreibungen bzw. Aufnahmen von Patienten anderer Kollegen. Pro Monat sollte jeder Arzt im Schnitt mindestens zwei Patienten einschreiben oder von einer anderen Praxis aufnehmen. Bei regelmäßiger Aktivität profitiert die Praxis durch verbesserte Abläufe. Die Zufriedenheit des Praxisteams und des Patienten in der Interaktion des Leistungsgeschehens hängt auch davon ab, dass die Abläufe schnell und sicher von der Hand gehen.

Fortbildungsindex

Jeder teilnehmende Facharzt muss pro Kalenderjahr vier Fortbildungen mit schmerztherapeutischem Inhalt nachweisen. In den Fortbildungsindex fließt die Anzahl der Fachärzte eines Netzwerkes multipliziert mit

155

den durchgeführten Fortbildungen pro Kalenderjahr ein. Folgendes Beispiel verdeutlicht die Kennzahl: Zehn Fachärzte sollten pro Kalenderjahr 40 Fortbildungen nachweisen (= Vier CME pro Facharzt/Kalenderjahr). Bei 40 oder mehr Fortbildungen beträgt der Fortbildungsindex der Fachärzte 100 Prozent. Werden insgesamt nur 30 Fortbildungen gemacht, entspricht das einem Fortbildungsindex von 75 Prozent für die Fachärzte.

Behandlungspfadkonformitätsindex

Als Konformität bezeichnet man die Übereinstimmung der fachlichen, organisatorischen und medizinischen Abläufe des IV-Systems mit dem vereinbarten Vertragswerk. Als Nonkonformität bezeichnet man die Abweichung von den Regelvereinbarungen. Aus dem umfassenden Indikatorensystem des Behandlungspfadkonformitätsindex soll beispielhaft die vertraglich vereinbarte Dauer des Behandlungsintervalls auf der Facharztebene betrachtet werden. Ziel ist die Einhaltung des maximalen Behandlungsintervalls von vier Wochen bei einer bestimmten Schmerzintensität. Je nach tatsächlichem Intervall wird die Kennzahl wie folgt berechnet:

- £ 30 Tage = 100 %
- 31 bis 40 Tage = 75 %
- 41 bis 49 Tage = 50 %
- 50 Tage und mehr = 0 %.

Schmerzreduktionsindex

Die Schmerzintensität ist aus Sicht des Patienten das zentrale Erfolgskriterium der Behandlung. Gemessen wird daher, wie nahe die Schmerzreduktion am Ende des Gesamtprogramms an die Zielvorstellung herankommt, die der Patient bei der Einschreibung im Konsens mit dem behandelnden Arzt vereinbart hat. Dieser Konsens verhindert unrealistische Erwartungen.

Lern- und Integrationsindex

Neue Versorgungsformen fordern von allen Beteiligten Anpassungen an Kommunikation, Organisation und praktisch-medizinische Abläufe. Als Lernindex wird daher der Grad der Integration eines neuen Versorgungsmodells in ein Netzwerk, gemessen an der Reduktion der Fehlerquellen pro Arzt, bezeichnet. Der Lernindex vergleicht das Ergebnis des Behandlungskonformitätsindex des zweiten Halbjahres mit dem ersten nach Einführung des Programms. Danach wird immer das aktuell abgelaufene Halbjahr der Lernkurve hinzugefügt und in graphischer Form dargestellt (Lernkurve). Je länger ein Versorgungsmodell praktiziert wird, desto vertrauter sind die Beteiligten mit den Abläufen; und desto besser läuft das Gesamtmodell aus Sicht des Patienten ab.

Technische Umsetzung

Kern des Verfahrens ist eine IT-basierte Portallösung, zu der jeder Teilnehmer einen speziellen Zugang erhält. Über das Portal werden sämtliche Dokumentationen, Qualitätsmaßnahmen, Fortbildungen sowie Abrechnungen vorgenommen. Die zusammenhängende Dokumentation aller Versorger ermöglicht somit eine vollständige Prozessperspektive, die die Grundlage für das PFP-Modell darstellt. Jeder teilnehmende Versorger hat in einem geschützten Bereich jederzeit Zugriff auf den Netzwerkqualitätsindex. Abb. 11.2 zeigt die beispielhafte Sicht auf den Behandlungspfadkonformitätsindex innerhalb des Qualitätsmanagementsystems einer Praxis.

Diskussion

Zwei entscheidende Säulen für die Zukunft des Gesundheitswesens sind Vernetzung und Qualitätsorientierung. Für beide Säulen gibt es erprobte Konzepte, nämlich die Integrierte Versorgung sowie die leistungsorientierte Vergütung. Für die Umsetzung beider Modelle bedarf es eines professionalisierten Netzwerkmanagements (IMIV), welches sowohl mit den entsprechenden medizinischen und organisatorischen

Behandlungspfadkonformitätsindex
Netzwerk: Musterstadt

Index: Aufnahme Ebene 2

Parameter	Patient	Dauer	Bewertung
Innerhalb von 7 Tagen	1365784856/20.09.1973	7	100,00%
		7	100,00%

Index: Aufnahme Ebene 3

Parameter	Patient	Dauer	Bewertung
Innerhalb von 4 Tagen	2903458712/23.02.1979	1	100,00%
	7625974268/04.12.1961	0	100,00%
	6238521456/10.04.1982	0	100,00%
	5316794258/21.11.1957	0	100,00%
	9731582858/31.10.1978	1	100,00%
	4657981324/28.03.1972	3	100,00%
	3698521478/31.12.1960	1	100,00%
	8521479632/19.02.1962	1	100,00%
	1324657982/05.10.1971	0	100,00%
	6543219873/26.06.1956	1	100,00%
	2906521478/09.05.1969	2	100,00%
	2859631476/18.07.1965	0	100,00%
	1327896548/03.09.1963	0	100,00%
Zwischen 5 und 10 Tagen	8521479456/30.05.1989	6	75,00%
	7614532188/12.04.1973	6	75,00%
	5412369127/18.01.1957	6	75,00%
	9032147262/06.10.1959	7	75,00%
	4428785452/18.09.1959	5	75,00%
	1902325456/10.10.1957	8	75,00%
Zwischen 11 und 15 Tagen	5687562598/27.11.1978	13	50,00%
	1236547895/24.07.1980	12	50,00%
		3	88,00%

Abb. 11.2: Behandlungspfadkonformitätsindex
Quelle: Eigene Darstellung.

Kompetenzen als auch mit der entsprechenden wirtschaftlichen Basis ausgestattet ist. Die notwendigen Investitionen in Behandlungspfadentwicklung, Vertragsverhandlungen mit Kostenträgern, Einbindung der Versorgungspartner sowie in den Aufbau einer entsprechenden IT-Infrastruktur sind erheblich. In diesem Beitrag wurde ein gelebtes und in der Realität verankertes PFP-Modell innerhalb eines integrierten Versorgungsnetzwerkes beschrieben, welches durch eine privatwirtschaftlich organisierte Managementgesellschaft entwickelt und betrieben wird. Ein häufiges Argument gegen solche Konstrukte ist die zunehmende Ökonomisierung der Medizin. Dem ist hier entgegenzuhalten, dass hier, anders als in der Regelversorgung, einrichtungsübergreifende Qualität überhaupt erst messbar erfasst wird. Zweitens liegt der Schwerpunkt des PFP-Modells auf der Wirksamkeit. Drittens übernehmen in diesem Fall die Kostenträger ebenfalls die Rolle der Qualitätssicherer, denn sie können die Daten der teilnehmenden Patienten mit den Patienten in der Regelversorgung vergleichen.

Literatur

Amelung V (2009): Pay-for-Performance (P4P). Der Business Case für Qualität? Studie im Auftrag der DxCG Gesundheitsanalytik GmbH: http://www.fmc.ch/uploads/tx_templavoila/P4P-Studie_Amelung_DxCG_v0.5.pdf, Zugriff am: 02.08.2012.

BMG (2012): GKV Versorgungsstrukturgesetz: http://www.bmg.bund.de/kran¬kenversicherung/gkv-versorgungsstrukturgesetz.html, Zugriff am: 02.09.2012.

BMG (2012a): Gesetz zur Neuordnung des Arzneimittelmarktes: Gesetz zur Neuordnung des Arzneimittelmarktes: http://www.bmg.bund.de/krankenversiche¬rung/arzneimittelversorgung/arzneimittelmarktneuordnungsgesetz-amnog/¬das-gesetz-zu-neuordnung-des-arzneimittelmarktes-amnog.html. Zugriff am: 02.09.2012.

Bodenheimer TS, Grumbach K (1996): Capitation or Decapitation, in: JAMA 276, S. 1025–1031.

Bogenstahl C (2011): Erfolgskritische Managementfunktionen medizinischer Versorgungsnetzwerke. In: Schultz C, Bogenstahl C, Hellrung N, Thoben W (Hrsg.): IT-basiertes Management integrierter Versorgungsnetzwerke, S. 113–145.

Hellrung N, Haux R, Appelrath HJ und Thoben W (2008): Informationsmanagement für vernetzte Versorgungsstrukturen. In: Amelung V, Sydow J und Windeler A (Hrsg.): Vernetzung im Gesundheitswesen, Stuttgart: Kohlhammer, S. 91–102.

Institute of Medicine (2006): Rewarding Provider Performance, S. 2.

Kongstvedt PR (2001): Non-Utilization-Based Incentive Compensation for Physicians, in: Kongstvedt PR (Hrsg.), The Managed Health Care Handbook, Aspen, Gaithersburg, S. 166–175.

Möller I (2011): Steuerungsprobleme der Qualitätspolitik im Gesundheitswesen am Beispiel der Integrierten Versorgung. Dissertationsschrift. Gottfried Wilhelm Leibniz Universität Hannover. Philosophische Fakultät.

Sachverständigenrat für die Konzertierte Aktion im Gesundheitswesen (2009): Sondergutachten: Koordination und Integration – Gesundheitsversorgung in einer Gesellschaft des längeren Lebens (Langfassung). Autoren: Gerlach FM, Glaeske G, Haubitz M, Kuhlmey A, Rosenbrock R, Schrappe M und Wille E. Baden-Baden.

12   Innovation in der Versorgung von Depressionen über das Internet

Mathias von Waldenfels

12.1   Zusammenfassung

Die Versorgung psychischer Erkrankungen, insbesondere von Depressionen, genießt derzeit eine hohe Aufmerksamkeit. Es wird dabei jedoch hauptsächlich über die hohe Anzahl an Betroffenen, die verursachten Kosten und mögliche Ursachen in der modernen Arbeitswelt gesprochen. Innovative Versorgungskonzepte, die sowohl den Betroffenen helfen und gleichzeitig einen Beitrag zur Kosteneindämmung leisten können, erfahren nicht die gleiche Aufmerksamkeit. Dabei ist die Herausforderung durch depressive Erkrankungen enorm. Jährlich sind etwa 5–6 Millionen Deutsche von Depressionen betroffen, die Fehlzeiten haben in den letzten Jahren stark zugenommen. Andererseits erfährt nur ein geringer Anteil von weniger als 10 % eine adäquate Behandlung. Wartezeiten auf eine ambulante Psychotherapie von über 4 Monaten sind die Regel, wichtige Zeit, in der die Erkrankung unbehandelt bleibt.

E-Mental-Healthcare ist eine neue und wissenschaftlich wirksame Versorgungsform in der Behandlung psychiatrischer Erkrankungen. Anerkannte psychotherapeutische Methoden werden hierbei mit E-Learning-Ansätzen verknüpft und multimedial in Online-Programmen umgesetzt.

Für Patienten, Krankenversicherungen und Unternehmen entsteht ein großer Mehrwert durch den Einsatz solcher Online-Programme:

- im niedrigschwelligen und frühzeitigen Zugang zu unterversorgten Patientengruppen:

- keine Wartezeiten
- Unabhängigkeit von Ort und Zeit
- Anonymität für Betroffene
- in der Vermeidung alternativer und kostenintensiver Versorgungsformen
- zur Überbrückung bei Behandlungslücken
- als flankierende, mentale Stärkung bei der Therapie schwer erkrankter Menschen

Es wird dabei nie das Ziel verfolgt werden, die persönliche Psychotherapie zu ersetzen, sondern die Lücken in der Versorgung zu schließen und unterversorgte Patientengruppen zu erreichen.

Eine Finanzierung über gesetzliche und private Krankenversicherungen zum einen und Arbeitgeber zum anderen ist für den nachhaltigen Erfolg von äußerster Wichtigkeit. Es müssen sich allerdings auch wirtschaftlich tragfähige Modelle entwickeln, damit auch in Zukunft in die inhaltliche und technologische Weiterentwicklung investiert wird. Diese lassen sich am besten privatwirtschaftlich organisieren.

12.2 Versorgungssituation bei Depressionen in Deutschland

12.2.1 Viele Betroffene und hohe Aufmerksamkeit

In der aktuellen, stark medial geführten Diskussion genießen psychische Erkrankungen eine enorme Aufmerksamkeit. Hierbei stechen Erkrankungen wie Demenz, Depressionen, Angststörungen und Schizophrenie hervor. Der große Anstieg der Aufmerksamkeit bei Depressionen hat vielfältige Gründe, die sich wiederum gegenseitig beeinflussen:

- hohe Anzahl an Betroffenen verbunden mit einer verbesserten Diagnostik
- hohe Kosten im Gesundheitsbereich
- prominente Fälle, die für eine Enttabuisierung und höhere allgemeine Akzeptanz sorgen
- die Popularität des Begriffs »Burnout«

Depressionen sind eine der am häufigsten auftretenden Erkrankungen in unserer Gesellschaft. Nach Angaben des statistischen Bundesamts erkrankten im Jahr 2010 5–6 Millionen Menschen in Deutschland an einer Depression und im Laufe eines Lebens erkranken rund 25 % aller deutschen Frauen und 12 % aller Männer mindestens einmal an einer Depression (Wittchen et al. 2010). Die WHO schätzt sogar, dass im Jahr 2030 weltweit die höchste Krankheitslast durch verlorene Lebensjahre und verlorene Lebensqualität durch Depressionen verursacht werden.

Es zeigt sich weiterhin, dass die Diagnose »Depression« immer häufiger gestellt wird. Hier ist ein klarer Anstieg über die letzten Jahre zu erkennen. Dies liegt u. a. an einer verbesserten Diagnostik auf Seiten der Ärzteschaft, die durch Ausbildung, z. B. im hausärztlichen Bereich, sowie durch die Erstellung von Behandlungsleitlinien verstärkt wird.

Die Kostenexplosion, die durch psychische und Verhaltensstörungen hervorgerufen wurde, schafft auch auf Seiten der Krankenversicherungen und Arbeitgeber eine höhere Aufmerksamkeit. So hat z. B. die Verweildauer aufgrund von psychischen Störungen laut Barmer GEK Krankenhausreport 2012 in den letzten 20 Jahren um über 50 % zugenommen. Das Bundesarbeitsministerium gab im April an, dass die Zahl der Arbeitsunfähigkeitstage wegen psychischer Krankheiten von 33,6 Millionen 2001 auf 53,5 Millionen 2010 angestiegen war.

Zusätzlich haben prominente Fälle von Depressionen bzw. Burnout für eine höhere Akzeptanz bei psychischen Erkrankungen im Allgemeinen gesorgt. Hierbei seien die Fälle aus dem Fußball von Sebastian Deisler, Robert Enke und Ralf Rangnick hervorzuheben. Durch die mediale Aufmerksamkeit, die diese Fälle erhalten haben, ist die Diskussion um die Akzeptanz psychischer Erkrankungen in die breite Öffentlichkeit getragen worden. Auch wenn sich die Effekte nicht genau messen lassen, so ist doch zumindest davon auszugehen, dass die genannten Fälle zu einer Reduzierung der Stigmatisierung von Depressionen und psychischen Erkrankungen im Allgemeinen beitragen.

Der Begriff des Burnouts, welcher umgangssprachlich häufig mit einer Depression gleichgesetzt wird, hat die Akzeptanz für psychische Erkrankungen ebenfalls erhöht. Auch wenn diese Entwicklung auf Seiten der Wissenschaft für kontroverse Diskussion sorgt, da der Burnout keine Diagnose mit Krankheitswert ist und auch die Gefahr einer längerfristigen Stigmatisierung der »echten Depression« birgt. Andererseits ist die Identifikation mit einem positiver belegten Begriff für die Betroffenen höher, so dass die Bereitschaft, sich Hilfe zu holen, hiermit auch steigt. Auch in der Arbeitswelt wird der Begriff des Burnouts mit größerer Akzeptanz verbunden und stößt Diskussionen um Arbeitsbelastung und den Umgang mit psychischen Erkrankungen in den Unternehmen an. Ob diese Diskussionen immer auf der richtigen Ebene und zielführend geführt werden, soll nicht Bestandteil dieser Ausführungen sein.

12.2.2 Nicht ausreichende Versorgung

Der hohen Anzahl an Betroffenen steht allerdings eine ungenügende Versorgung gegenüber. Laut der Stiftung Deutsche Depressionshilfe wird ein Großteil der Depressionen nicht diagnostiziert (30–35 %) und nur ein sehr geringer Anteil der Betroffenen erhält eine angemessene Behandlung (6–9 %).

Einer der vielfältigen Gründe für die geringe Anzahl an behandelten Patienten ist die teilweise Unterversorgung mit ambulanten Behandlungsplätzen. Dies zeigt sich in den durchschnittlichen Wartezeiten für Betroffene (Bundes Psychotherapeuten Kammer 2011):

- Auf ein Erstgespräch bei einem Psychotherapeuten beträgt die Wartezeit 3 Monate.
- Auf das Erstgespräch folgen im Schnitt weitere 3 Monate, bevor die Behandlung beginnt.

Diese Zahlen können selbstverständlich regional sehr unterschiedlich sein, zeigen jedoch die Situation auf, vor der viele Betroffene stehen, wenn sie ambulante Hilfe in Anspruch nehmen wollen. Und es zeigt ebenfalls, dass es zusätzlicher Angebote bedarf, um die Versorgung von Menschen mit Depressionen auch in Zukunft sicherzustellen. Selbst bei einer massiven Ausweitung psychotherapeutischer Kapazitäten ließen sich sicherlich nicht alle Patienten versorgen – von den zusätzlich entstehenden Kosten einmal abgesehen.

12.3 Das Internet als Hilfe bei Depressionen

12.3.1 E-Mental-Healthcare

Die Psychotherapie eignet sich wie kaum eine andere Disziplin für den Einsatz neuer Medien zur Unterstützung von Betroffenen. Ein persönlicher Kontakt zu einem Therapeuten kann selbstverständlich von großem Wert in der Behandlung sein, es lassen sich jedoch viele Bestandteile wie Psychoedukation, Übungen und auch ein Teil der Kommunikation über internetbasierte Wege darstellen. Hierbei ließe sich auch ein Teil der dargestellten Versorgungslücke schließen und dem großen Anteil der »Dunkelziffer« durch niedrigschwellige Angebote der Zugang zu psychotherapeutischer Hilfe öffnen.

Die Möglichkeiten der Ausgestaltung von E-Mental-Healthcare-Angeboten sind sehr vielfältig:

- Ausrichtung auf verschiedene psychische Krankheitsbilder
- Wege der therapeutischen Kommunikation (E-Mail, SMS, Chat o. ä.)
- Häufigkeit und Umfang der Kommunikation bzw. der Therapieeinheiten
- Eigenständigkeit der Teilnehmer bzw. Begleitung durch einen Therapeuten
- Grad der Standardisierung des Programms
- Möglichkeiten der Interaktivität
- Dauer der Behandlung

Es gibt in dem noch jungen Bereich E-Mental-Healthcare unterschiedliche Begriffe, die von Online-Beratung bis zu Online-Therapie oder Internet-Therapie reichen. Noch sind diese Begriffe offen und es besteht der Bedarf, diese anhand künftiger Forschungsergebnisse weiter auszuformulieren und zu vereinheitlichen.

Das größte Hindernis für die Verbreitung von internetbasierten Hilfen ist die Bekanntheit solcher Programme. So gaben bei einer Umfrage 54,1 % der Internetnutzer an, dass sie grundsätzlich für therapeutische Online-Angebote offen sind und diese unter Umständen auch nutzen würden, die Möglichkeiten aber nicht kennen (Eichenberg et al. 2012). Es bedarf also noch großer Anstrengungen in der Kommunikation und in der Zusammenarbeit mit Ärzten und Psychotherapeuten, um Betroffenen diese Behandlungsalternative bekannt zu machen.

12.3.2 Depressionsprogramm von Novego

Als Beispiel für eine Online-Hilfe zur Unterstützung von Patienten mit der Diagnose »Depression« ist das Programm von Novego zu nennen, welches auf private Initiative hin entwickelt wurde.
Jeder Teilnehmer erhält hierbei ein individualisiertes 12-Wochen-Programm. Die einzelnen Wochenmodule sollen den Nutzern dabei

- Verständnis der Erkrankung durch Wissensvermittlung (Psychoedukation) vermitteln,
- die Entwicklung alternativer Sichtweisen stärken (kognitive Umstrukturierung),
- eine höhere Aktivierung im Alltag hervorrufen,
- soziale Beziehungen stärken,
- durch Übungen die Konzentration stärken und beim Entspannen helfen,
- Maßnahmen zur Rückfallprävention aufzeigen.

Die Inhalte wurden multimedial umgesetzt. Das Programm zeichnet sich aus durch:

- Zusammenstellung der zwölf Wochenmodule und Inhalte anhand von Teilnehmerangaben,
- Kombination verschiedener therapeutischer Methoden (Kognitive Verhaltenstherapie, Systemische Therapie, Achtsamkeitstraining),
- Videomoderation im Programm,
- interaktive Übungen und Übungsblätter zum Ausdrucken,
- Audios für musiktherapeutische Inhalte, zum Entspannen und zur kognitiven Umstrukturierung,
- motivierende SMS-Erinnerungen und E-Mails.

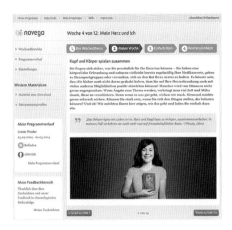

Abb. 12.1: Einblick in das Depressionsprogramm von Novego
Quelle: Novego AG.

12.3.3 Internationale Beispiele

International haben sich internetbasierte Versorgungsformen bereits durchgesetzt und werden teilweise durch die jeweiligen Gesundheitssysteme finanziert. Ausgewählte Beispiele sind:

- Interapy (Niederlande): Strukturierte Schreibtherapie, u. a. bei Depressionen und Posttraumatischen Belastungsstörungen
- Beating the Blues (England): Onlinemodule gegen Depressionen und Angststörungen
- Fear Fighter (England): Onlinemodule gegen Angststörungen
- CRUfAD (Australien): Kombination aus verhaltenstherapeutischer Onlinetherapie und telefonischer Unterstützung durch einen Therapeuten

12.3.4 Stand der Forschung

Die wissenschaftliche Untersuchung der Wirksamkeit von E-Mental-Healthcare-Programmen steckt noch in ihren Anfängen. Die Studien, die es gibt, zeigen allerdings, dass Online-Angebote wirken und gute Behandlungserfolge aufweisen können.

167

Metaanalysen, welche Studien zur Wirksamkeit von internetbasierter Psychotherapie und angeleiteter Selbsthilfe bei verschiedenen Störungsbildern zusammenfassen, zeigen, dass der Behandlungseffekt (z. B. in Aspekten wie Symptomreduzierung) vergleichbar ist mit dem einer personenbezogenen Therapie. Die Effekte zeigen sich schon nach relativ kurzer Behandlungszeit, und die Wirkung von internetbasierter Psychotherapie und angeleiteter Selbsthilfe hält über einen langen Zeitraum an (Barak et al. 2008, Cujpers et al. 2010).

Ein Artikel zu Psychotherapie und Internet sagt sogar aus: »Forschungsergebnisse weisen darauf hin, dass die therapeutische Beziehung in Online-Therapien überraschenderweise als signifikant besser bewertet wird als in Face-to-Face-Therapien« (Stein et al. 2011).

Nach bisherigen Erkenntnissen gibt es keine Einschränkungen in der Frage, für welche Patientengruppen Online-Programme geeignet sind (Wagner und Maercker 2011). Bei einer solch eigenverantwortlichen Therapieform ist eher zu berücksichtigen, dass die Wirksamkeit entscheidend von den Ressourcen des Patienten und von seiner Motivation und Mitarbeit abhängt.

Was bedeuten diese Ergebnisse?

Die Ergebnisse zeigen klar und deutlich, dass therapeutische Online-Angebote ein Recht auf Anerkennung ihres Stellenwerts im therapeutischen Kontext haben und eine ernstzunehmende Ergänzung zur personenbezogenen Psychotherapie darstellen können.

12.4 Chancen für den Gesundheitsbereich

12.4.1 Vorteile für Patienten

Der Aufbau und die Eigenschaften von therapeutischen Online-Angeboten bieten den Nutzern vielfältige Vorteile:

- *Keine Wartezeiten:* Der Patient beginnt mit der Behandlung, wann und wo er möchte, und er kann in seinem eigenen Tempo vorgehen.
- *Unabhängigkeit von Ort und Zeit:* Patienten, die aus verschiedensten Gründen kein professionelles Therapieangebot wahrnehmen können

(aufgrund von räumlicher Distanz, beruflichen Gründen, aus Gründen der Mobilität, der Sprache oder auch aufgrund von sozialen Ängsten), ermöglicht dies eine erhöhte Verfügbarkeit.

• *Anonymität:* Die Anonymität des Kontakts über das Internet kann zu einer verstärkten Offenheit und sozialen Unbefangenheit führen, besonders bei schambesetzten Themen und bei Patienten, die aufgrund ihrer Symptome oder Erlebnisse Ablehnung befürchten.

• *Niedrigschwellige Angebote:* Die Hemmschwelle zur Kontaktaufnahme über das Internet ist deutlich geringer als in der Realität. Gerade in der Depression, die meist von starkem Rückzug bis hin zur sozialen Isolation gekennzeichnet ist, oder bei ausgeprägten Ängsten fällt vielen Betroffenen der erste Schritt der Kontaktaufnahme besonders schwer.

• *Aktualität:* Durch die störungsspezifische Ausrichtung des Vorgehens nach dem neuesten Stand der Therapieforschung kann den Betroffenen die nach aktuellem Kenntnisstand beste Behandlung angeboten werden.

• *Transparenz:* Der therapeutische Ansatz und der Behandlungsablauf sind für die Patienten nachvollziehbar und durch große Transparenz gekennzeichnet.

• *Überbrückung bei Therapieunterbrechungen:* In Deutschland sind stationäre und ambulante Behandlungen in der Regel nicht miteinander verknüpft. Diese Lücken in der Versorgung können mit Online-Angeboten geschlossen werden, da gerade der Wiedereinstieg ins normale Leben häufig zu Schwierigkeiten und Rückfällen führen kann.

12.4.2   Vorteile für Krankenkassen

Auch für Krankenkassen (GKV und PKV) sowie für Rentenversicherungen ergeben sich durch den Einsatz von internetgestützten Angeboten ebenfalls vielfache Vorteile:

• *Flächendeckende Angebote:* Bei unterversorgten Störungsbildern kann relativ schnell ein flächendeckendes Angebot geschaffen werden (z. B. Depressionen und Ängste bei Herzpatienten).

• *Substitution/Vermeidung teurer Behandlungsnotwendigkeiten:* Durch lange Wartezeiten auf ambulante oder stationäre Behandlungen kann der Krankheitsverlauf negativ beeinflusst werden. Zusätzlich entstehen hohe Kosten durch die Zahlung von Krankengeld, die durch den früheren Start einer Behandlung teilweise vermieden werden könnten. So treten z. B. bei Versicherten, die aufgrund von Depressionen krankgeschrieben werden, schnell Kosten von über 3.000 € nur für Krankengeldzahlung auf.

- *Überbrückungsangebote:* Insbesondere in unterversorgten Regionen lassen sich Überbrückungsangebote für Versicherte anbieten.

12.4.3 Vorteile für Arbeitgeber

Chronische Krankheiten im Allgemeinen verursachen jährlich Produktivitätsausfälle in Milliardenhöhe und sind für Arbeitgeber in Zeiten des Fachkräftemangels eine der wesentlichen Herausforderungen für die Zukunft. Die höchsten Verluste aufgrund von wiederholten Fehlzeiten oder Arbeitsunfähigkeit entstehen durch Depressionen und chronische Rückenschmerzen und betragen bis zu 21 bzw. 26 Mrd. Euro jährlich (Behner et al. 2012). Häufig unberücksichtigt bleiben dabei die Ausfallkosten durch Präsentismus (anwesende, jedoch unproduktive Mitarbeiter). Nach einer Berechnung der Stanford University in Kalifornien sind mind. 20 % der Mitarbeiter aufgrund verschiedenster Belastungen wie privater Sorgen, Probleme mit Kollegen, Burnout usw. durchschnittlich um 25 % leistungsgemindert.

Die Grenzen zur psychischen Störung mit Krankheitswert sind fließend: Die häufigste Einzeldiagnose nach AU-Tagen ist im Bereich der psychischen Störungen bei beiden Geschlechtern die »depressive Episode« (Zoike et al. 2011).

Hier bieten Online-Hilfen eine Soforthilfe für Arbeitnehmer, die Ausfallzeiten reduzieren können und als Teil des betrieblichen Gesundheitsmanagements angeboten werden können.

12.4.4 Kritikpunkte

Online-Angebote im psychotherapeutischen Bereich sind jedoch auch Gegenstand von kritischen Diskussionen. Hauptgründe hierfür sind:

170

- *Fehlender persönlicher Kontakt:* Bei reinen Online-Angeboten wird der fehlende persönliche Kontakt häufig angeführt, da dieser in einer Psychotherapie ausschlaggebend für den Therapieerfolg sei und eine therapeutische Beziehung ohne physische Präsenz, ohne ein unmittelbares Reagieren aufeinander, nicht entstehen könne.

- *Fehlende Berücksichtigung komorbider (gleichzeitig vorhandener) Erkrankungen:* Viele Menschen mit Depressionen leiden zusätzlich an psychischen oder körperlichen (z. B. kardiologischen) Erkrankungen. Durch die störungsspezifische Ausrichtung bei therapeutischen Online-Angeboten können die Schwerpunkte bisher nicht kombiniert werden. Allerdings bietet gerade das störungsspezifische Vorgehen die Möglichkeit, dass ein manualisiertes Vorgehen auf dem neuesten Stand der Therapieforschung besser befolgt und somit die fokussierte Störung gezielter und effektiver behandelt werden kann.

- *Unzureichende Individualität:* Standardisierte Online-Angebote berücksichtigen nicht ausreichend die persönliche Lebenssituation des Betroffenen, wie die persönlichen Entstehungsbedingungen der Depression und der persönlichen Voraussetzungen der einzelnen Teilnehmer. Dieser Mangel kann durch intelligente Algorithmen teilweise aufgehoben werden.

12.5 Ausblick

Die privaten Initiativen im Bereich E-Mental-Healthcare bedeuten eine große Chance für Betroffene, Krankenversicherungen und Arbeitgeber. Um langfristig Angebote zu schaffen, die sich nach dem aktuellen Stand der Wissenschaft, aber auch technologisch weiterentwickeln, bedarf es einer soliden Finanzierung. Viele gestartete Projekte in diesem Bereich, insb. von Universitäten, sind nach Auslaufen von Fördergeldern wieder verschwunden.

Für die Betroffenen sind die Möglichkeiten solcher Programme eine einzigartige Chance, sich unterstützt und verstanden zu fühlen, ihrer Erkrankung aktiv zu begegnen und somit ihre Lebensqualität deutlich zu verbessern.

Es wird dabei nie das Ziel verfolgt werden, die klassische, personenbezogene Psychotherapie abzulösen, sondern die ungenügende therapeutische Versorgungssituation zu verbessern. Entscheidend für den nachhaltigen Erfolg wird sein, ob die gesetzlichen und privaten Krankenversicherungen auf der einen Seite und Arbeitgeber auf der anderen Seite bereit sind, in solch innovative Versorgungskonzepte zu investieren und sie ihren Versicherten bzw. Arbeitnehmern zugänglich zu machen.

Literatur

Barak A, Hen L, Boniel-Nissim M & Shapira N (2008) A Comprehensive Review and a Meta-Analysis of the Effectiveness of Internet-Based Psychotherapeutic Interventions. Journal of Technology in Human Services 26 (2/4), 109–160.

Behner P, Klink A, Visser S, Böcken J & Etgeton S (2012) Effekte einer gesteigerten Therapietreue: Bessere Gesundheit und höhere Arbeitsproduktivität durch nachhaltige Änderung des Patientenverhaltens. Booz & Company, Bertelsmann Stiftung.

Bundes Psychotherapeuten Kammer (2011) BPtK-Studie zu Wartezeiten in der ambulanten psychotherapeutischen Versorgung, 6–7.

Cuijpers P, Donker T, van Straten A, Li J & Andersson G (2010) Is guided self-help as effective as face-to-face psychotherapy for depression and anxiety disorders? A systematic review and meta-analysis of comparative outcome studies. Psychol Med Dec; 40(12), 1943–57.

Eichenberg C & Brähler E (2012) Internet als Ratgeber bei psychischen Problemen Bevölkerungsrepräsentative Befragung in Deutschland. Psychotherapeut 2012 (1–10). Springer-Verlag.

Hegerl U (2012) Depression und Suizidalität: Die neun häufigsten Fehlannahmen, Missverständnisse und Irrtümer. Pressemitteilung der Stiftung Deutsche Depressionshilfe vom 17.08.2012.

Stein B, Schauenburg H & Eichenberg C (2011) Psychotherapie und Internet – eine Herausforderung für uns alle. Internet in Psychotherapie und Beratung 12, 171–173.

Wagner B & Maercker A (2011) Psychotherapie im Internet- Wirksamkeit und Anwendungsbereiche. Psychotherapeutenjournal 1, 33–42.

Wittchen H, Jacobi F, Klose M & Ryl L (2010) Gesundheitsberichterstattung des Bundes. Depressive Erkrankungen (Heft 51). Berlin: Robert Koch-Institut.

Zoike E et al. (2011) Zukunft der Arbeit. BKK Gesundheitsreport 2011.

Herausgeberverzeichnis

Prof. Dr. Wulf Rössler (geb. 1947)
Wulf Rössler war von 1996 bis 2013 ordentlicher Professor für klinische Psychiatrie, speziell Sozialpsychiatrie an der Universität Zürich und Direktor an der Psychiatrischen Universitätsklinik in Zürich. Nach seiner Emeritierung hat er 2013 Professuren an der Universität Lüneburg und der Universität Sao Paulo in Brasilien angenommen. Sein Publikationsverzeichnis umfasst mehr als 550 Arbeiten, davon circa 310 in PubMed. Er ist Herausgeber mehrerer Standardlehrbücher, z. B. im Bereich der Psychiatrischen Rehabilitation, der Sozialen Psychiatrie und der Notfallpsychiatrie, wie auch Autor verschiedener Monographien.

Wulf Rössler ist im wissenschaftlichen Beirat verschiedener Fachzeitschriften und der Herausgeber der Zeitschrift »Frontiers in Public Mental Health«. Er war Vorstandsmitglied des Instituts für Gesundheits- und Suchtforschung, Vize-Präsident der Vereinigung Psychiatrischer Chefärzte, Präsident der kantonalen Drogenkommission und Präsident der Schweizer Gesellschaft für Psychiatrische Epidemiologie. Er ist gegenwärtig Vorstandsmitglied der European Psychiatric Association.

Seit 2009 ist er Fellow am Collegium Helveticum, einer gemeinsam von der Universität Zürich und der ETH Zürich getragenen interdisziplinären Forschungseinrichtung. Seit 2009 ist er auch Gesamtprojektleiter des »Zürcher Impulsprogramm zur nachhaltigen Entwicklung der Psychiatrie« (www.zinep.ch).

Holm Keller (geb. 1967)

Holm Keller ist hauptberuflicher Vizepräsident für Innovations-Inkubator und Universitätsentwicklung.

Sein Tätigkeitsfeld umfasst die Universitäts- und Organisationsentwicklung im weiteren Sinne, wozu auch die Leitung von strategischen Projekten gehört, wie zum Beispiel das EU-Großprojekt Innovations-Inkubator, die Campusentwicklung, zahlreiche Kooperationen mit externen Partnern in Politik und Wirtschaft, der Bundesagentur für Arbeit und die Weiterentwicklung der Künstlerförderung des Landes Niedersachsen.

Darüber hinaus ist Vizepräsident Keller als Dozent an der Leuphana im Bereich Campusentwicklung gemeinsam mit Professor Daniel Libeskind tätig, unterrichtet seit 2007 die Startwoche der Universität und lehrt an der Universität St. Gallen/Schweiz.

Vor seinem Engagement für die Leuphana Universität Lüneburg war er für die Bertelsmann DirectGroup in Shanghai als »President Corporate Development Asia« tätig.

Dr. rer. med. Jörn Moock (geb. 1972)

Dr. Jörn Moock studierte Soziologie, Volkswirtschaft, Psychologie und Politologie an der Universität Hamburg und promovierte an der Medizinischen Fakultät der Universität Greifswald. Von Oktober 2002 bis August 2011 arbeitete er als wissenschaftlicher Mitarbeiter am Institut für Community Medicine in der Abteilung Methoden der Community Medicine bei Professor Dr. Thomas Kohlmann. Er leitete dort insbesondere die rehabilitationswissenschaftlichen Forschungsprojekte mit dem Schwerpunkt patientennahe Outcome-Messung. Seit September 2011 ist Herr Dr. Moock für die Koordination und operative Leitung im Kompetenztandem »Vernetzte Versorgung« an der Leuphana Universität Lüneburg bei Prof. Dr. Wulf Rössler verantwortlich. Er ist Autor bzw. Co-Autor zahlreicher Publikationen in den Bereichen Public Mental Health, Versorgungsforschung, Reha-Forschung und patient-reported outcomes.

Autorenverzeichnis

Wolfram Beins
Diakonie Celle
geschäftsführender Leiter der Psychosozialen Beratungsstelle
Sozialpsychiatrischer Dienst und Fachstelle Sucht und Suchtprävention
Fritzenwiese 7
29221 Celle
E-Mail: Wolfram.Beins@evlka.de

Dr. Joachim Breuer
Deutsche Gesetzliche Unfallversicherung (DGUV)
Glinkastraße 40
10117 Berlin
E-Mail: presse@dugv.de

Prof. Dr. Gerd Glaeske
Co-Leiter der Abteilung Gesundheitsökonomie, Gesundheitspolitik und
Versorgungsforschung
Universität Bremen
Zentrum für Sozialpolitik, Unicom-Gebäude
Mary-Somerville-Straße 5
28359 Bremen
E-Mail: gglaeske@zes.uni-bremen.de

Andreas Hapfelmeier
Technische Universität München
Boltzmannstraße 3
85748 Garching

Dr. Nils Hellrung
symeda GmbH
Hamburger Straße 273b
38114 Braunschweig
E-Mail: n.hellrung@symeda.de

Dr. Rainer Hess
Gemeinsamer Bundesausschuss (G-BA)
Wegelystr. 8
10623 Berlin

Helmut Hildebrandt
Geschäftsführer Gesundes Kinzigtal GmbH und Vorstand OptiMedis AG
Borsteler Chaussee 53
22453 Hamburg
E-Mail: h.hildebrandt@optimedis.de

Dr. Katharina Larisch
Gesundheitsforen Leipzig GmbH
Landsberger Str. 110
80339 München
E-Mail: larisch@gesundheitsforen.net

Prof. Dr. Prof. h.c. Edmund A. M. Neugebauer
IFOM – Institut für Forschung in der Operativen Medizin
Lehrstuhl für Chirurgische Forschung und Fakultät für Gesundheit,
Department für Humanmedizin
Universität Witten/Herdecke gGmbh
Ostmerheimer Str. 200, Haus 38
51109 Köln
E-Mail: edmund.neugebauer@uni-wh.de

Dr. Axel Paeger
AMEOS Gruppe
Bahnhofplatz 14
8021 Zürich

Prof. (apl) Dr. Hans Joachim Salize
Leiter Arbeitsgruppe Versorgungsforschung
Zentralinstitut für Seelische Gesundheit J5
68159 Mannheim
E-Mail: hans-joachim.salize@zi-mannheim.de

Dr. Frank Schifferdecker-Hoch
Geschäftsführer FPZ: DEUTSCHLAND DEN RÜCKEN STÄRKEN
GmbH
Jakob-Kaiser-Straße 13
50858 Köln
E-Mail: info@fpz.de

Dr. Jana Schmidt
Gesundheitsforen Leipzig GmbH
Landsberger Str. 110
80339 München
E-Mail: j.schmidt@gesundheitsforen.net

Dr. Maria Trottmann
Gesundheitsforen Leipzig GmbH
Landsberger Str. 110
80339 München
E-Mail: trottmann@gesundheitsforen.net

Mathias von Waldenfels
Vorstand Novego AG
Helmsweg 16
21218 Seevetal
E-Mail: mathias.waldenfels@novego.de

Professor Dr. Thomas Wein
Leuphana Universität Lüneburg
Institut für Volkswirtschaftslehre
Mitglied der wissenschaftlichen Leitung des Innovations-Inkubator Kompetenztandems »Management-Modelle in der Integrierten Versorgung«
Scharnhorststr. 1
21335 Lüneburg
E-Mail: wein@leuphana.de

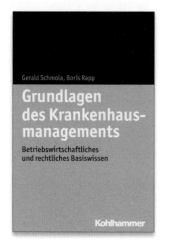

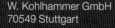
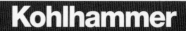

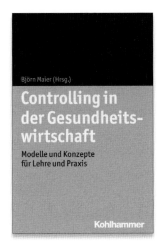

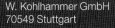
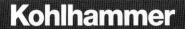

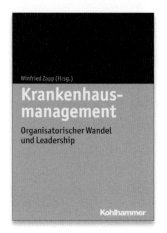

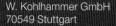
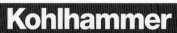